AF548291

Zwanglos zum Glück

Das Selbsthilfebuch

Wie Sie alle Zwangsgedanken und Ängste besiegen,
Ihre Gedanken kontrollieren und ein positives Denken etablieren

Kaspar Wendland

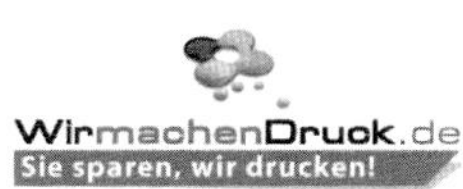

Email: info@edition-lunerion.de
www.edition-lunerion.de

Psiana eCom UG
Berumer Str. 44
26844 Jemgum

INHALT

Vorwort

Sie halten dieses Buch in den Händen, weil Sie selbst unter Zwangsgedanken leiden oder jemanden kennen, der eventuell Hilfe benötigt. Egal, aus welchen Gründen Sie sich über Zwangsgedanken informieren möchten, in diesem Buch werden Sie hoffentlich alle Antworten auf Ihre Fragen finden.

Negative Gedanken treten hin und wieder auf. Das ist ganz normal und abhängig von der Ausgangssituation einer Person. Diese Gedanken sind noch kein Grund zur Beunruhigung. Meist ziehen negative Gedanken wie Wolken vorüber und am nächsten Tag sieht alles wieder ganz anders aus. Erst, wenn die Gedanken als unerträglich angesehen werden und sich bestimmte Verhaltensmuster herausbilden, sollte man hellhörig werden. Schnell kann sich daraus eine Zwangsstörung entwickeln, die noch weitere psychische Erkrankungen nach sich ziehen kann.

Zwangsgedanken sind unsichtbar und daher äußerst schwer bei Betroffenen zu erkennen. Größtenteils werden diese nur durch entsprechende Impulshandlungen oder Vermeidungstaktiken enttarnt. Betroffene geben nicht gerne zu, wenn sie unter Zwangsgedanken leiden, da sie fürchten, verurteilt zu werden. Die Scham, sich jemandem anzuvertrauen, ist riesig und deshalb entwickeln Betroffene ihre eigenen Strategien zur Bekämpfung. Der Erfolg der Strategien hält allerdings nicht lange an, da sich die Zwangsgedanken durch Ablenkung oder Verdrängung nicht bessern.

Wenn Sie selbst von belastenden Gedanken geplagt werden, möchten Sie sicherlich erfahren, was Sie gegen diese Gedanken tun können. Dazu stelle ich Ihnen diesen Ratgeber zur Verfügung, der das Thema Zwangsgedanken eingehend durchleuchtet.

In diesem Buch erfahren Sie, woran Sie Zwangsgedanken erkennen können und welcher Zusammenhang zwischen Zwangsgedanken und Zwangshandlungen besteht. Noch dazu erhalten Sie Informationen über Therapiemöglichkeiten, Selbsthilfemaßnahmen sowie wertvolle Impulse für den Kampf gegen die Zwangsgedanken. Anhand des Selbsttests lernen Sie, sich selbst einzuschätzen, und können mögliche Zwangsgedanken identifizieren. Am Ende dieses Buches habe ich Ihnen noch einmal alle wichtigen Informationen zusammengefasst.

Ich wünsche Ihnen ganz viel Freude beim Lesen und hoffe, die neuen Eindrücke und Erkenntnisse können Ihr Leben positiv verändern.

Wenn Gedanken bleiben: Leben mit Zwangsgedanken

Sie möchten sich näher mit dem Thema Zwangsgedanken beschäftigen, weil Sie vielleicht selbst damit zu kämpfen haben oder jemanden kennen, der darunter leidet? Zunächst ist es wichtig, dass Sie überhaupt verstehen, was genau Zwangsgedanken sind und wie Sie diese erkennen. Nicht jeder negative Gedanke ist automatisch in diese Kategorie einzuordnen. Es bedarf schon einer gewissen Regelmäßigkeit dieser Gedanken und es muss ein emotional belastender Zwang bestehen, damit es sich wirklich um die zuvor genannten Zwangsgedanken handelt. Im nun folgenden Kapitel möchte ich Ihnen die Erkrankung näher erläutern und damit einen guten Einstieg in dieses Buch geben. Dazu schauen wir uns das Konzept der Gedanken und der Zwänge einmal genauer an.

Denken wir Menschen nicht freiwillig und haben eigentlich die volle Kontrolle über unser Denken? Im ersten Moment mag diese Vermutung zutreffen, jedoch hat jeder Mensch schon einmal Gedanken zugelassen, die im Nachhinein nicht so ganz zu den eigenen Werten gepasst haben. Wie oft haben Sie schon impulsive Gedanken erlebt, die Sie später bereut haben? Wenn Sie beispielsweise in einem Streit plötzlich auf die Idee kamen, Ihr Gegenüber zu ohrfeigen, obwohl Sie dies gar nicht tun wollten? Sie erschraken vor Ihren eigenen Gedanken und waren entsetzt darüber, dass Sie solche Vorstellungen entwickeln konnten, richtig?

Äußere Reize beeinflussen Ihr Denken und so kommt es in Ihrem Gehirn zu einer unmittelbaren Reaktion – ein Gedanke, welcher also Emotionen hervorruft. Auf diese Emotionen können weitere Reaktionen und gewisse Handlungsimpulse folgen. Diese Denkprozesse sind kaum aufzuhalten und passieren automatisch. Manche Gedanken verschwinden so schnell wieder, wie sie gekommen sind, und andere dagegen halten sich hartnäckig und wirken sich sogar auf das eigene Handeln aus. Die Gedanken sind immer auch ein Zeugnis der eigenen Erinnerungen und der Erlebnisse, denn diese Gedankenwelt ist und bleibt vollkommen individuell. Das Denken wird durch eine Vielzahl von Faktoren gesteuert und ein Gedanke steht nie für sich allein, sondern wird immer durch andere Gedanken gestützt oder hervorgerufen. Ähnlich wie bei einer Kettenreaktion folgt auf einen Gedanken direkt der nächste.

Somit haben Gedanken auch einen großen Einfluss auf unser Wohlbefinden und können sich leicht verselbstständigen. Jeder Mensch kennt das, wenn plötzlich Gedanken im Kopf erscheinen, die unerwünscht oder nicht zielführend sind. Wenn der Gedankenfluss in eine völlig unverständliche Richtung wandert, können die meisten Menschen innehalten und ihre Gedanken neu fokussieren. Es genügt dann schon, für Ablenkung zu sorgen oder sich einem anderen Thema zuzuwenden, damit die störenden Gedanken verschwinden. Menschen mit Zwangsgedanken ist dies allerdings kaum möglich, denn sie werden von ihren Gedanken regelrecht überrascht und beherrscht. Zwangsgedanken sind sich wiederholende Vorstellungen, die zu starken Einschränkungen im Alltag der Betroffenen führen, weil diese Gedanken sehr verstörend sein können. Diese Gedanken können eine Bandbreite an Negativität aufweisen und sich in den unterschiedlichsten Formen zeigen. Dabei handelt es sich aber nicht um banalen Pessimismus, sondern um Gedanken, die nicht der gesellschaftlichen Norm entsprechen. Das können beispielsweise Vorstellungen oder Ideen sein, bei denen aggressive Handlungen vorkommen, die in der Realität strafbar sind. Zwangsgedanken sind eine ernstzunehmende Erkrankung der Psyche und sollten nicht auf die leichte Schulter genommen werden. Es empfiehlt sich hier immer, professionelle Hilfe hinzuzuziehen, damit der Umgang mit diesen belastenden Gedanken gelingt. Um Zwangsgedanken zu erkennen, gibt es zwei grundlegende Merkmale, die diese von einfachen Gedanken unterscheiden.

1. Die Gedanken treten über einen längeren Zeitraum kontinuierlich auf und wiederholen sich.
2. Die Gedanken lösen innerlich negative Empfindungen aus und bereiten der betroffenen Person große Sorgen.

Negative Gedanken erlebt jeder Mensch und das ist auch ganz normal, aber bei Zwangsgedanken drängen sich abnormale Vorstellungen so stark auf, dass sich der Betroffene nicht dagegen wehren kann. Inhaltlich können die Zwangsgedanken einfach negative Gedanken, wie die Sorge um Mitmenschen, aufweisen, schlimmstenfalls kommt es sogar zu aggressiven Gedankenimpulsen mit Gewaltpotenzial, wie etwa Mordgedanken oder Ähnliches. Treten abnormale oder sadistische Handlungen in den Fokus, fühlen sich die Betroffenen besonders bedroht, weil sie sich die Ausführung dieser Handlungen in der Realität niemals zutrauen würden. Die Angst, durch die eigenen Zwangsgedanken die Kontrolle zu verlieren und tatsächlich solche Handlungen auszuführen, ist überwältigend und bringt Betroffene dazu, bestimmte Situationen und Orte zu meiden – eben damit sie nicht doch eine Grenze übertreten und anderen Menschen Schaden zufügen. Es kann sogar vorkommen, dass sie in eine Art Schockstarre verfallen und für einen Moment nicht ansprechbar sind.

Vielen Menschen, die unter Zwangsgedanken leiden, fällt es daher schwer, die Kontrolle über die eigenen Gedanken zu erlangen, weil diese bereits ein Eigenleben entwickelt haben. Sie treten plötzlich auf, sind aufdringlich und nicht steuerbar. Ähnlich wie bei Zwangshandlungen werden die Zwangsgedanken durch starke Impulse begleitet, die den Betroffenen psychisch belasten und ihm große Sorgen bereiten. Diese Gedanken können derart beunruhigend und erschreckend sein, dass sie deshalb sogar regelrechte Angstzustände hervorrufen können. Betroffene entwickeln ihre eigenen Vermeidungsstrategien, jedoch verschwinden die Zwangsgedanken hierdurch nicht, weil sie immer mehr Aufmerksamkeit im Alltag bekommen und sich so zunehmend verstärken. Im Grunde entsteht hier ein Teufelskreis, bei dem die Zwangsgedanken immer mehr zum Hauptthema werden und sich alles nur noch um sie dreht. Wenn sich die Zwangsgedanken bemerkbar machen, schämen sich Betroffene zunehmend für ihre absurden Gedanken und sie empfinden eine tiefe Verunsicherung.

Da die Zwangsgedanken meistens tabuisierte Themen enthalten, trauen sich die Betroffenen kaum bis gar nicht, darüber zu sprechen, und leiden im Stillen – was natürlich zur Folge hat, dass sie sich ihren Gedanken schutzlos ausgeliefert fühlen und sich von ihrem Umfeld emotional isolieren. So ist der Vorgang der Zwangsgedanken sehr komplex und erzeugt starke Ängste, obwohl in diesem Moment gerade gar keine Bedrohung für den Betroffenen präsent ist. Zwangsgedanken lassen sich grob in zwei Kategorien einteilen. Die erste Kategorie ist von negativen Grübeleien geprägt, welche kaum bis gar keine aggressiven Motive für das Umfeld vorweisen. Hierbei leidet der Betroffene zwar ebenfalls unter seinen intensiven Gedanken, aber hat eher Angst vor Fremdeinwirkung und nicht vor seinem eigenen Kontrollverlust. Die zweite Kategorie der Zwangsgedanken beschäftigt sich mit gewalttätigen Handlungen oder Ereignissen, die der Betroffene selbst verursachen kann. Hierbei braucht es also nur zu einer Kurzschlussreaktion zu kommen und die Gedanken können in die Realität umgesetzt werden. Davor haben viele erkrankte Personen große Angst und sie versuchen mit allen Mitteln, diese Umstände zu verhindern.

Beispiele für allgemeine Zwangsgedanken:

- Sorgen und Ängste über unverschuldete Unfälle
- Plötzliche Bilder von möglichen Katastrophen und Gefahren des Alltags im Kopf
- sexuelle Fantasien ohne Gewalt, welche die eigenen Grenzen überschreiten
- Angst vor Krankheiten und Keimen, die einem selbst oder den Mitmenschen schaden könnten
- Die Befürchtung, dass höhere Mächte am Werk sind und alles auf einer Verschwörung beruht
- Angst davor, selbst ein Opfer eines Gewaltverbrechens zu werden
- Starke Sorgen über die Zukunft
- Ein starker Zwang, Dinge zu sortieren und es unerträglich zu finden, wenn die Umgebung nicht den eigenen Vorstellungen entspricht
- Angst vor dem eigenen Tod oder der eigenen Todesursache
- Der Tod eines geliebten Menschen, welcher aber noch lebt, schwebt ständig im Kopf
- Die Ungewissheit des Lebens kann zu starken Ängsten führen
- Zwanghafte Grübeleien über das eigene Leben und über das Leben der Mitmenschen

Beispiele für aggressive Zwangsgedanken:

- Das absichtliche Verletzen anderer Menschen, bis hin zu Mordgedanken
- Plötzliche aufkeimende Bilder im Kopf über Gewalt und gewalttätige Handlungen
- Das Bedürfnis, einen anderen Menschen anzugreifen und ihm zu schaden
- Gedanken über selbstverletzendes Verhalten oder Suizidgedanken
- Absichtliche Manipulation anderer Menschen, um ihnen bewusst zu schaden
- Sorge davor, den eigenen Kindern oder dem Partner etwas anzutun
- sexuelle Fantasien mit gewalttätigen Handlungen
- Den Verstand und/oder die Kontrolle über das eigene Handeln zu verlieren
- Die Befürchtung, plötzlich loszuschreien und andere Menschen verbal zu attackieren
- Angst davor, einen Unfall zu verursachen und die geliebten Mitmenschen dabei zu töten
- Aggressive Wünsche, die anderen Menschen Leid zufügen sollen

In den folgenden drei Erfahrungsberichten wird die Tragweite der Zwangsgedanken sehr deutlich und zeigt, welche unterschiedlichen Schweregrade es dabei geben kann. Den einen Menschen haben die Zwangsgedanken so weit im Griff, dass sein Leben komplett eingeschränkt wird. Bei einem anderen Betroffenen treten die Zwangsgedanken nur sporadisch auf und sorgen lediglich für Unbehagen. Fakt ist, dass Zwangsgedanken in allen Altersklassen und bei jedem Geschlecht vorkommen können. Sie haben einen Ursprung, den es herauszufinden gilt, denn ohne Ursachenforschung wird es nicht einfach, die Gedankenwelt unter Kontrolle zu bringen.

Erfahrungsbericht einer jungen Mutter (20) mit Zwangsgedanken kurz nach der Geburt:

Ich hatte vor einem Tag entbunden und lag nun auf der Geburtsstation im Krankenhaus. Meine Tochter kam ohne große Komplikationen auf die Welt und war putzmunter. Da sie mein zweites Kind war, wusste ich, was zu tun war, und brauchte keinerlei Anweisungen oder Hilfe von den Hebammen. Probleme bei der Bindung hatte ich ebenfalls nicht und ich war überglücklich, meinem Kind jede Minute zuschauen zu dürfen. Meine Muttergefühle waren auch beim zweiten Kind überwältigend und so lag ich voller Vorfreude auf das bestehende Familienleben in meinem Krankenbett und wartete darauf, dass mein vierjähriger Sohn und mein Mann uns besuchen kamen. Als es dann so weit war und mein Sohn sein Schwesterchen begutachtete, schmolz ich regelrecht dahin, weil so viel Liebe im Raum lag. Er streichelte ihr sanft über das Köpfchen und war sofort verliebt in sie. Das machte mich wahnsinnig glücklich, denn ich hatte anfangs Bedenken, dass sich mein Sohn vielleicht überfordert fühlen könnte. Er war natürlich sehr aufgeregt, aber auch stolz, sich jetzt als großer Bruder vorstellen zu dürfen.

Perfekter hätte es also nicht laufen können und ich freute mich schon darauf, nach Hause zu kommen. Abends, als ich dann mit meiner Tochter alleine im Zimmer war, ging ich zum Fenster, um es zu öffnen. Die frische Luft tat mir gut und ich blieb noch einen Moment stehen, um den Geräuschen zu lauschen und tief einzuatmen. Meine Tochter fing plötzlich an, zu quengeln, und ich nahm sie daraufhin auf den Arm. Ich wiegte sie hin und her und bewegte mich tänzelnd Richtung Fenster. Ich weiß nicht, warum, aber mit einem Mal hatte ich das Bild vor Augen, wie ich meine kleine Tochter aus dem Fenster warf. Meine unschuldige Tochter, die niemandem etwas zuleide getan hatte. Das Bild war so real und ich sah in Gedanken, wie sie unten auf dem Boden aufprallte.

Ich erschrak vor mir selbst und drückte sie ganz fest an mich, aus Angst, ich könnte sie tatsächlich aus dem Fenster werfen. Hastig legte ich sie wieder ins Bettchen, um sicherzugehen, dass ich dem Fenster mit ihr nicht zu nah kam. Ich drückte das Fenster mit einem lauten Knall wieder zu und setzte mich keuchend auf mein Bett. Was zur Hölle waren das für Gedanken und wo kamen sie her? Ich konnte mir das nicht erklären. Meine Hände zitterten vor Angst und ich hatte Schwierigkeiten, mich zu beruhigen. Ein widerliches Gefühl machte sich in meiner Magengegend breit und ich war kurz davor, mich zu übergeben.

Zu diesem Zeitpunkt wusste ich noch nichts von Zwangsgedanken und war so schockiert über meine Gedanken, dass ich sie aus Scham meinem Mann verschwieg. Die störenden Gedanken häuften sich und ich wurde bei jedem Mal nervöser, da ich mir nicht erklären konnte, woher sie kamen. Sie betrafen immer nur meine Tochter und wurden zunehmend aggressiver. Mal warf ich sie in Gedanken vom Balkon, mal fügte ich ihr Schmerzen zu oder schüttelte sie, bis sie ohnmächtig wurde. Nach jedem Gedanken wuchs die Angst in mir, ich könnte tatsächlich zu solchen Gräueltaten fähig sein. Bei meinem Sohn hatte ich das Problem damals nicht und ich war sehr verwundert über meine plötzlich so abstruse Gedankenwelt.

Von einer postnatalen Belastungsstörung hatte ich gehört und ich konnte mir beim besten Willen nicht vorstellen, dass ich dazu zählte. Schließlich ging es mir gut und ich war nach der Geburt psychisch sehr gefestigt. Das konnte es also nicht sein und auch meine Hebamme lobte mich dafür, wie gelassen ich nach der Geburt mit der Gesamtsituation umging. Und es stimmte auch, ich fühlte mich überhaupt nicht überfordert und genoss die Zeit mit meinen Kindern. Trotzdem steigerte ich mich in meine Gedanken hinein und versuchte, den Ursprung herauszufinden, indem ich viele Ratgeber las und mich mit dem Thema dauernd auseinandersetzte. Es half nichts und ich erzählte meinem Mann von meinem Problem. Ich schämte mich so und fühlte mich als Rabenmutter, obwohl ich meiner Tochter die Liebe gab, die sie brauchte. Nur meine Gedanken passten nicht zu dem Bild der fürsorglichen Mutter, sondern eher zu einer sadistischen Mörderin.

Mein Mann war sehr verständnisvoll, aber anfangs auch sehr besorgt. Er stand mir zwar bei, wusste aber auch nicht weiter. Er gab mir den Ratschlag, auf Entspannungstechniken zu setzen, vielleicht war ich einfach nur gestresst und brauchte eine Pause vom Mamasein. Die Entspannungstechniken sorgten eine kurze Zeit für Linderung, aber trotz allem traten die Zwangsgedanken noch in regelmäßigen Abständen auf. Als meine Gedanken eines Tages zu bedrohlich wurden und ich mich vor meiner Tochter erwischte, wie ich sie etwas gröber anfasste, nahm ich professionelle Hilfe in Anspruch, denn so konnte es nicht weitergehen. Nicht auszudenken, was gewesen wäre, wenn ich tatsächlich die Kontrolle über mich verloren hätte. Ich wusste zwar, dass sich das alles nur in meinem Kopf abspielte, aber ich wollte dennoch kein Risiko eingehen.

Erfahrungsbericht eines jungen Mannes (27) mit Zwangsgedanken:

Ich weiß nicht, was der Auslöser war, aber meine Gedanken spielen mir mittlerweile täglich einen Streich. Sie überrollen mich in den unpassendsten Momenten und ich muss mich dann wirklich zusammenreißen, dass ich nicht die Fassung verliere. Ich kann teilweise schon gar nicht mehr unterscheiden, ob meine Gedanken wirkliche Erinnerungen sind oder ob sie nur von mir selbst erschaffen wurden. Ich schäme mich für meine Gedanken und würde diese niemals meiner Familie oder meinen Freunden offenbaren wollen. Meistens geht es darin um sexuelle Praktiken, die ich vollziehe, und oft geht es dabei auch sehr brutal zu. Dabei kann auch schon einmal eine mir vertraute Person aus meinem Umfeld die Hauptrolle darin spielen und ich habe plötzlich im Kopf, wie ich ihr etwas Schlimmes antue und in Gedanken dabei sogar Lust empfinde. Diese Vorstellungen bereiten mir in Wahrheit natürlich kein Vergnügen, denn ich bin jedes Mal von meinen Gedanken so schockiert, dass ich einen Moment brauche, um mich danach wieder zu sammeln.

Ich frage mich auch ständig, wieso sich solche perversen Vorstellungen in mein Hirn hineindrängen. Ich habe eigentlich keine verborgenen Neigungen oder Fantasien, die ich ausleben möchte, und bin mit meinem

Leben soweit zufrieden. Und dennoch habe ich diese Bilder im Kopf, die mich überall und zu jedem Zeitpunkt überraschen. Ich bin eigentlich ein ganz normaler Kerl, der ein ganz normales Leben führen möchte. Aber diese Gedanken machen mich noch verrückt. Umso erschreckender sind die Gedanken, die sich um Kinder drehen. Schon oft hatte ich pädophile Gedanken, in denen ich einem Kind etwas Unaussprechliches angetan habe, aber im echten Leben niemals auf so eine Idee kommen würde. Ich liebe Kinder und möchte später auch Vater werden und deshalb ist es für mich noch unerträglicher, solchen Gedanken ausgesetzt zu sein, denn ich will sie gar nicht haben. Ich ekele mich vor mir selber und würde noch nicht mal meinem ärgsten Feind diesen Gewissenskonflikt wünschen. Es ist einfach nur schrecklich.

Mir macht die Vorstellung Angst, dass ich womöglich eine psychische Störung haben könnte, und ich zweifle oft an mir selbst, ob ich tatsächlich irgendwann die Kontrolle verliere. Obwohl es dazu ein besonderes Bewusstsein braucht, denn ich denke, wenn ich tatsächlich anderen Menschen schaden wollen würde, müsste ich mich bewusst dazu entscheiden. Und das weiß ich glücklicherweise zu verhindern, indem ich mich oft zu Hause zurückziehe. Meine Gedanken sind zwar lästig und bringen mich sehr oft in einen nervösen Zustand, aber ich weiß auch, dass sie nur ein Hirngespinst sind und ich nicht der brutale, aggressive Mann bin, den mir meine Gedanken vorgaukeln wollen. Auch habe ich keine perversen Neigungen oder fühle mich zu bestimmten Handlungen gezwungen. Was mir nur Angst macht, ist das plötzliche Auftreten und die Komplexität meiner Gedanken, denn sie sind so detailliert und klar zu sehen, wie als würde ich mir einen Film ansehen. Es ist schon erstaunlich, wozu das menschliche Gehirn fähig ist und wie sehr mich diese Gedanken im Alltag belasten. Manchmal kann ich deswegen kaum schlafen und denke viel nach. Ich grübele immerzu und vermeide den Kontakt zu Kindern, bis sich meine Gedanken wieder normalisiert haben. Aber bis dahin ist es noch ein weiter Weg.

Erfahrungsbericht eines älteren Mannes (68) mit Zwangsgedanken nach dem Tod seiner Lebensgefährtin:

Meine Frau und ich verbrachten fast unser gesamtes Leben miteinander. Wir haben viele Höhen und Tiefen erlebt und ich blicke gerne zurück auf unsere gemeinsame Zeit. Als wir die Krebsdiagnose meiner Frau bekamen, zog es uns den Boden unter den Füßen weg, und ich fragte mich, wieso es gerade uns traf. Nach einem langen Kampf gegen den Krebs starb meine Frau und hinterließ eine unfassbare Leere in meinem Herzen. Ich versuchte daraufhin, mich auf mich selbst zu konzentrieren, aber fühlte mich vollkommen verloren. Nach einiger Zeit plagten mich komische Gedanken, welche in bestimmten Situationen auftraten und die ich nicht kontrollieren konnte. Sie waren teilweise sehr beunruhigend und beschäftigten mich den ganzen Tag.

Das erste Mal, als sie auftraten, kam mir ein schrecklicher Autounfall in den Sinn, bei dem ich schwere Verletzungen davontrug. Die blanke Angst packte mich und ich traute mich daraufhin kaum noch hinters Steuer. Jedes Mal, wenn ich mich ins Auto setzte, kamen mir die Bilder des Unfalls sofort wieder in den Sinn. Ich muss dazu sagen, dass ich noch nie in einen schweren Autounfall verwickelt war oder sich jemand in meinem Umfeld befindet, der so etwas durchmachen musste. Die Vorstellungen in meinem Kopf waren nicht real, aber erzeugten dennoch ein beklemmendes Gefühl in mir.

Irgendwann kamen immer mehr Horrorvorstellungen hinzu und diese betrafen stetig meine eigene Sicherheit. Ganz schlimm wurde es, wenn ich mich körperlich nicht gut fühlte oder ich negative Schlagzeilen las. Sofort entstanden in meinem Kopf Bilder von Gefahren, die mir zustoßen konnten. Ich war bis dato nie ein ängstlicher Mensch gewesen, sondern genau das Gegenteil – immer abenteuerlustig und spontan. Trotzdem sorgten diese plötzlichen Gedanken dafür, dass ich mich zu Hause regelrecht verschanzte. Nüchtern betrachtet, waren die Szenarien in meinem Kopf vollkommen abwegig oder besser gesagt, übertrieben. Der Autounfall war da noch am realistischsten, aber dass ein Flug-

zeug in mein Haus krachen könnte, weniger. Meine negativen Gedanken wurden immer spezieller und sie traten nun auch regelmäßiger auf. Ich schob dieses Phänomen auf den Verlust meiner Frau und dachte, dass ich deswegen so langsam den Verstand verlor. Eines Tages besuchte mich ein guter Freund und ich erzählte ihm von meinen lästigen Gedanken. Er hörte mir zu und verurteilte mich nicht, aber riet mir daraufhin zu einer Therapie. Ein Bekannter hätte das Gleiche durchgemacht und konnte durch professionelle Hilfe wieder zurück ins Leben finden. Das machte mir Mut und ich dachte an meine Frau. Sie würde bestimmt nicht wollen, dass ich mich durch meine Gedanken beherrschen ließ oder bis an mein Lebensende über mögliche Gefahren grübelte.

Die Erfahrungsberichte zeigen deutlich, wie stark sich die Betroffenen von ihren eigenen Gedanken überrannt fühlen und wie sehr diese sich auf die Lebensqualität auswirken können. Sie fühlen sich eingeengt, überfordert und wissen nicht, wie sie die Gedankenspiralen durchbrechen können. Hierbei sieht man ganz klar, welche Macht die eigenen Gedanken haben und wie sehr diese Ängste schüren können. Sehen Sie bei sich gewisse Parallelen oder erleben ebenfalls starke Einschränkungen im Alltag durch eventuelle Zwangsgedanken, empfehle ich Ihnen, zur besseren Einschätzung den nachfolgenden Selbsttest durchzuführen. Er kann Ihnen dabei helfen, herauszufinden, ob Sie tatsächlich an ebendiesen Zwangsgedanken leiden oder ob Sie zurzeit nur eine schwierige Phase durchmachen, die wieder vorüberzieht. Ausschlaggebend sind immer die Dauer der Gedanken, das wiederholte Auftreten und die Einschränkung, die durch diese entstehen.

Test: Habe ich Zwangsgedanken?

Wenn Sie herausfinden möchten, ob Sie unter Zwangsgedanken leiden, führen Sie den nachfolgenden Test durch. Dieser Test ersetzt allerdings keine fachärztliche Diagnose und dient nur zu Ihrer eigenen Orientierung. Beantworten Sie die untenstehenden Fragen mit „Ja" oder „Nein" und lesen Sie im Anschluss Ihr persönliches Ergebnis nach. Dieser Test ist ein guter Indikator, um mögliche Zwangsgedanken aufzuspüren und anschließend geeignete Maßnahmen gegen diese zu ergreifen. Ich möchte noch einmal betonen, dass Sie sich mithilfe des Tests selbst einschätzen lernen und dieser keinen ärztlichen Rat ersetzen kann. Sie können allerdings die Ausprägung Ihrer Zwangsgedanken mithilfe der Fragen überprüfen und dementsprechend Ihre Auswertung bei einem ärztlichen Gespräch berücksichtigen. Bitte ziehen Sie bei jedem noch so kleinen Verdacht einer Zwangsstörung auf jeden Fall eine psychologische Beratung hinzu und versuchen Sie nicht, auf eigene Faust Ihre Zwangsgedanken zu behandeln.

1.Treten bei Ihnen regelmäßig unkontrollierbare Gedanken, Impulse oder Vorstellungen zutage?

2.Fühlen Sie sich durch Ihre Gedanken bedroht?

3.Verspüren Sie oft Angst, wenn Sie von Ihren Gedanken heimgesucht werden?

4.Haben Sie schon oft versucht, sich von Ihren Gedanken abzulenken, aber es hat kein einziges Mal funktioniert?

5.Kommen Ihnen sehr oft moralisch verwerfliche Gedanken in den Kopf oder sind diese mit Ihren eigenen Werten nicht vereinbar?

6.Fühlen Sie sich Ihren Gedanken hilflos ausgeliefert?

7.Sind Sie sich bewusst, dass Ihre Gedanken übertrieben sind oder in dem Moment des Auftretens gar keine akute Bedrohung darstellen?

8.Beschäftigen Sie Ihre Gedanken nachhaltig und bringen Sie sie dazu, zu grübeln?

9.Fühlen Sie sich durch Ihre Gedanken im Alltag eingeschränkt oder empfinden Sie diese sogar als eine Behinderung?

10. Neigen Sie zu Vermeidungstaktiken und haben Sie durch Ihre Gedanken Zwangshandlungen entwickelt?

Auswertung:

•Weniger als 2 Ja-Antworten

Wenn Sie zwischendurch mal von negativen Gedanken geplagt werden, ist dies noch kein Grund zur Beunruhigung. Die Dauer und Art der Gedanken spielen hier eine große Rolle und können sich natürlich intensivieren. Fühlen Sie sich nicht bedroht und sind lediglich verwundert, weil sich merkwürdige Ideen in Ihrem Kopf abgespielt haben, bewahren Sie einen kühlen Kopf. Messen Sie diesen Gedanken nicht zu viel Bedeutung zu, aber bleiben Sie wachsam, sollten sich diese durch bestimmte Umstände verschlimmern.

•3- 5 Ja-Antworten

Haben Sie sich in mehr als drei Fällen wiedererkannt, kann es durchaus sein, dass Sie hin und wieder mit Zwangsgedanken zu kämpfen haben, die jedoch noch keine starke Ausprägung besitzen. Beobachten Sie die Intensität und die Häufigkeit Ihrer Gedanken, aber steigern Sie sich nicht zu tief hinein, denn sonst könnten sich die Gedanken noch weiter verstärken. Gehen Sie im Falle einer Verschlechterung unmittelbar zu einem Arzt, damit Sie noch rechtzeitig gegensteuern können.

•Mehr als 5 Ja-Antworten

Wenn Sie mehr als 5 Fragen mit Ja beantwortet haben, könnten Sie höchstwahrscheinlich an Zwangsgedanken leiden, die Sie in Ihrer Lebensqualität stark einschränken. Besonders, wenn Sie sich zunehmend unwohler fühlen und das Gefühl haben, dass Sie langsam die Kontrolle verlieren, sollten Sie unbedingt handeln. Lassen Sie Ihren Verdacht auf jeden Fall von einem Arzt abklären und zeigen Sie dieses Ergebnis bei Ihrem Beratungsgespräch vor. Es ist besser, wenn Sie die Symptome nicht auf die leichte Schulter nehmen und sich lieber einmal zu viel untersuchen lassen, als dass Sie nachher vor lauter Sorge nicht mehr weiterwissen.

Von Zwangsgedanken zur Zwangsstörung?

ABGRENZUNG UND DIAGNOSE

Das unerwartete Auftreten von Zwangsgedanken kann Zwangsverhalten entstehen lassen. Oftmals entwickeln Betroffene bestimmte Verhaltensmuster oder Strategien, weil sie sich von ihren eigenen Gedanken dazu angetrieben fühlen. Gerade weil sich der Betroffene dauerhaft mit seinen Zwangsgedanken beschäftigt, können deshalb weitere Zwänge entstehen. Verständlicherweise lösen die bedrohlichen Gedanken bei dem Betroffenen einen Abwehrreflex aus, wodurch dieser Handlungen vermeidet oder ausführt, um das Gegenteil seiner Gedanken zu erreichen. Dieses Verhalten hat starke Auswirkungen auf das Zusammenleben mit anderen Menschen. Es entstehen starke Einschränkungen bei der Bewältigung von Alltagssituationen.

Ein normales und einfaches Leben ist dann kaum noch möglich, weil sich alles nur noch um die eigenen Zwänge dreht. Je mehr sich der Betroffene dann mit seiner Zwangsstörung beschäftigt, desto gravierender werden die Symptome. Typischerweise besitzen Zwangsstörungen eine große Bandbreite an zusätzlichen Symptomen und psychischen Erkrankungen.

So können Depressionen und Zwangshandlungen koexistieren oder aus Zwangsgedanken weitere Zwänge hervorgehen. Meist bleibt es nicht bei klar abgrenzbaren Symptomen und die Erkrankungen fließen ineinander. Dabei rufen sie weitere Symptome hervor, was eine genaue Diagnose erschweren kann. Zu 90 % leiden Betroffene an Zwangshandlungen und Zwangsgedanken gleichzeitig, weil diese korrelieren oder als Folgesymptome vorkommen. Das macht es schwierig, den Ursprung der Zwänge herauszufinden und geeignete Therapiemaßnahmen zu gestalten. Beschäftigt man sich mit Zwangsgedanken, muss man also immer auch andere Erkrankungen im Blick behalten, die sich daraus entwickeln können oder sich bereits gefestigt haben. Damit sich die Symptomatik verbessert, kann dann auf mehrere Bereiche der Zwangserkrankungen eingegangen und die Erfolgschancen für eine Heilung können maximiert werden.

Sie möchten sicherlich wissen, wie Menschen mit Zwangserkrankungen geholfen werden kann, weil entweder Sie selbst betroffen sind oder eine Person in Ihrer Umgebung Hilfe benötigt. Bestenfalls erkennt der Betroffene selbst, dass etwas nicht stimmt, und versucht aktiv, an sich zu arbeiten. Dies gelingt jedoch häufig nicht sehr gut, weil das Risiko eines Rückfalls hier sehr hoch ist. Gerade, wenn es zu unerwarteten Ereignissen oder Krisen kommt, ist die Gefahr des Wiederauftretens der Zwangserkrankungen sehr wahrscheinlich. Fachärztliche Hilfe sollte daher in jedem Fall in Betracht gezogen werden. So wird sichergestellt, dass die Betroffenen die besten Behandlungsmöglichkeiten erhalten.

HILFE BEIM FACHARZT

Vermuten Sie bei sich Zwangsgedanken oder eine andere Zwangsstörung, sollte der erste Schritt über Ihren Hausarzt erfolgen. Ihm teilen Sie Ihren Verdacht mit und er wird Sie dann über weitere Behandlungsmöglichkeiten informieren sowie an einen Facharzt bzw. Psychologen verweisen. Für das erste Beratungsgespräch empfehle ich Ihnen, vorab Notizen zu machen, damit Sie keine wichtigen Punkte vergessen. Zudem ist es hilfreich, eine Begleitperson mitzunehmen, die Ihnen den Rücken stärkt und Sie dazu motiviert, Hilfe in Anspruch zu nehmen.

Oft ist die Scham vor Verurteilung immens und viele Betroffene trauen sich erst gar nicht, über ihre Sorgen zu sprechen. Da kann moralische Unterstützung von einer vertrauten Person besonders hilfreich sein. Haben Sie mit Ihrem Hausarzt einen Plan erarbeitet, welche Behandlungen infrage kommen, müssen Sie sich um einen Termin bei Ihrem zuständigen Facharzt/Psychologen bemühen. Wenn Sie gesetzlich versichert sind, brauchen Sie auf jeden Fall Geduld, denn es kann mitunter ein paar Monate dauern, bis Sie einen freien Termin ergattern können. Bei Privatversicherten kann die Terminfindung zwar schneller ablaufen, aber auch hier kann es zu längeren Wartezeiten kommen. Es kommt immer darauf an, wie ausgelastet Ihr Facharzt ist.

Hilfe bei der Facharztwahl und weitere Informationen bezüglich Behandlungsmaßnahmen erhalten Sie auch bei Ihrer Krankenkasse. Es lohnt sich für Sie, wenn Sie so viele Informationen wie möglich heranziehen. Vielleicht haben Sie auch die Möglichkeit, in einer speziellen Einrichtung betreut zu werden oder eine Kur zu beantragen. Fragen Sie auf jeden Fall bei Ihrer Krankenkasse nach und suchen Sie auch eigenhändig nach Möglichkeiten, wie Sie Ihre Zwänge bekämpfen können.

Haben Sie erfolgreich einen Termin bekommen, werden Sie zu einem Erstgespräch eingeladen. Bei diesem Erstgespräch kann sich Ihr Arzt oder Psychologe ein Bild von Ihrer Zwangsstörung machen. Ihr Arzt wird Sie außerdem gründlich untersuchen, um auszuschließen, dass nicht eventuell eine andere Krankheit für Ihre Symptome verantwortlich ist. Wenn tatsächlich eine andere Erkrankung diagnostiziert wird, werden Sie dementsprechend an einen weiteren Spezialisten überwiesen. Diese Erkrankung muss zuerst behandelt werden, damit dann alle anderen Symptome entsprechend besser angegangen werden können.

DEPRESSIONEN

Das Risiko, Depressionen zu entwickeln, ist bei Patienten mit Zwangserkrankungen um ein Vielfaches höher als bei anderen psychischen Erkrankungen. Durch den stetigen „Grübelzwang" verbringen die Betroffenen den kompletten Tag damit, ihre Gedanken zu hinterfragen. Hier bleibt meist keine Zeit mehr für das wahre Leben und so kapseln sich Menschen mit Zwangsgedanken oft von ihrer Außenwelt ab. Die eigenhändig herbeigeführte Isolation kann wiederum fatale Auswirkungen haben und Depressionen begünstigen. Auch wird die Leistungsfähigkeit durch die Zwangsgedanken verringert und die Betroffenen wissen nicht mehr, wie sie ihren Alltag meistern sollen. Sie sind sich jedoch bewusst, dass die Gedanken und zwanghaften Handlungen sie regelrecht ausbremsen und unsinnig sind. Depressionen können sich durch diese Erkenntnisse verstärken und rufen dann weitere Zwangsgedanken hervor, wodurch sich der Betroffene seinen Gedanken hilflos ausgeliefert fühlt.

Was sind Depressionen und welchen Zusammenhang gibt es mit Zwangserkrankungen?

Fast jeder Mensch kann an Depressionen erkranken und es ist möglich, dass mindestens einmal im Leben eine depressive Verstimmung auftritt. Ausgelöst werden diese depressiven Phasen durch eine Lebens- oder Sinnkrise, die den Betroffenen aus seiner gewohnten Welt herausreißt. Depressive Verstimmungen können temporär bestehen, aber auch durch eine Verbesserung der Lebensumstände wieder abklingen. Im schlimmsten Fall können diese aber auch chronisch werden. Daraus entwickelt sich dann meist das typische Krankheitsbild einer Depression. Diese ist eine ernstzunehmende, psychische Erkrankung und sollte keinesfalls unterschätzt werden. Depressionen haben rein gar nichts mit einfachen Stimmungsschwankungen zu tun, sondern können das Leben eines Menschen komplett auf den Kopf stellen. Betroffene sind häufig mit ihrer Situation völlig überfordert, haben keinen Lebensmut mehr und keine Kraft, daran etwas zu ändern. Jede Handlung ist ein Kraftakt und kostet sie viel Energie und Überwindung. Einfachste Dinge können bei Depressionen zur unüberwindbaren Hürde werden. Hinzu kommen die quälenden Schuldgefühle und ein vermindertes Selbstwertgefühl, welche durch die fehlende Eigenmotivation noch angetrieben werden.

Leidet eine Person an Depressionen, bedarf es einer intensiven Therapie, da Depressionen nicht von selbst wieder verschwinden. Diese Erkrankung kann für Betroffene sogar lebensbedrohlich werden, da es häufig zu Suizidgedanken kommt. Die Verzweiflung kann immer größer werden und schlussendlich sogar zu einem Suizidversuch führen. In Verbindung mit aggressiven Zwangsgedanken und Zwangshandlungen ist sogar noch mehr Vorsicht geboten, weil die negativen Gedanken Depressionen noch verstärken können. Depressionen und Zwangsgedanken sind also eine explosive Mischung und sollten umgehend behandelt werden.

Typische Anzeichen bei Depressionen:

- Ein stetiger „Grübelzwang" ohne sinnvolles Ergebnis
- Es treten Konzentrations- und Motivationsschwierigkeiten auf
- Das Gefühl der inneren Leere nimmt überhand
- Starke Lustlosigkeit und fehlender Antrieb, sodass einfachste Handlungen im Alltag nicht mehr ausgeführt werden können
- Hobbys und eigene Interessen verlieren an Bedeutung und werden als sinnlos angesehen
- Entscheidungen können kaum bis gar nicht getroffen werden
- Überforderung und Überreizung, selbst bei geringer Anstrengung
- Nachlassendes sexuelles Interesse
- Hoffnungslosigkeit und mangelnde Lebensfreude
- Abwechselnd depressive und manische Phasen
- Starker Pessimismus in Bezug auf die Zukunft und das eigene Leben
- Mangelndes Selbstwertgefühl und Schuldgefühle
- Selbstisolation, da die Energie für soziale Kontakte fehlt. Teilweise geschieht dies auch aus Scham, um die Depressionen zu verstecken.
- Bei den kleinsten Anzeichen für Stress ist die Verzweiflung groß
- Ausgeprägte Sensibilität und Verletzbarkeit
- Entspannung scheint unmöglich und es herrscht dauernd eine innere Anspannung
- Negative Gefühle sind immer präsent und werden als Belastung empfunden
- Durch das Gefühl der Wertlosigkeit können Suizidgedanken auftreten

Körperliche Symptome bei Depressionen:

- anhaltende Müdigkeit, die sich bis zur völligen Erschöpfung äußern kann
- Schlafstörungen
- chronische Schmerzen im ganzen Körper
- starke Verspannungen im Nacken- und Rückenbereich
- Verdauungsbeschwerden und allgemeines Unwohlsein
- Starke Gewichtsschwankungen in beide Richtungen
- Es können Sehstörungen und Kopfschmerzen auftreten
- Ein Engegefühl in der Brust kann panische Zustände auslösen
- Ängste und Sorgen können zunehmen und es kann sich daraus auch eine Zwangsstörung entwickeln

Zwangsgedanken und Depressionen liegen nah beieinander. Durch Zwangsgedanken kann sich eine Depression entwickeln, da sich die Gedanken andauernd um die gleichen Sorgen drehen und es keinen Ausweg zu geben scheint. Gegen den stetigen „Grübelzwang" können Betroffene wenig ausrichten, denn dieser tritt besonders im Ruhezustand auf, wenn sich der Betroffene nach Erholung sehnt. Auch ist die mangelnde Entscheidungskompetenz ein großes Problem und ruft so unweigerlich Zwangsgedanken hervor, weil Grübeleien zum Alltag gehören. Der Betroffene fühlt sich dann besonders in seiner Gefühlswelt gefangen und durch die Depression ist es ihm unmöglich, gegen seine Zwangsgedanken anzugehen, weil er keinen Antrieb besitzt, dagegen anzukämpfen.

ZWANGSSTÖRUNG

Unter einer Zwangsstörung versteht man im Allgemeinen eine schwerwiegende psychische Störung, die auf Dauer zu einer großen Belastung werden kann. Das Spektrum der Zwangsstörungen ist breit gefächert und reicht von Verhaltensdefiziten bis hin zu zwanghaften Tätigkeiten oder Gedanken. Zwangsgedanken sind demnach eine Unterart der Zwangsstörungen und können gleichermaßen mit anderen Verhaltensauffälligkeiten bestehen. Patienten, die Zwänge aufweisen, stecken ihre gesamte Zeit und Kraft in ihre Handlungen und Gedanken. Erst, wenn die Anspannung durch bestimmte Tätigkeiten nachlässt, fühlen sich Betroffene von ihrem inneren Druck befreit. Man kann diesen Effekt wie bei einem Suchtkranken betrachten, denn auch hier steht die Befriedigung eines starken Bedürfnisses im Vordergrund, obwohl sich im Unterbewusstsein ein Widerstand gegen die vollzogene Handlung bildet. Der Betroffene muss seinen Zwängen nachgehen, damit er zur Ruhe kommen kann.

Weil er sich zu schwach fühlt, gegen diese Zwänge anzukämpfen, nimmt er lieber den einfachen Weg und wendet Vermeidungstaktiken in Form von rituellen Handlungen an oder etabliert spezielle Gewohnheiten in seinen Tagesablauf. Die Angst in ihm würde viel zu groß werden, wenn er seinen Zwängen nicht nachgeht. Deshalb tragen die meist sinnlosen Handlungen zur Beruhigung seiner Nerven bei. Tatsächlich hat jeder Mensch in irgendeiner Form mit zwanghaftem Verhalten zu tun, und wenn es nur der kurze Kontrollgang vor dem Verlassen des Hauses ist. Manch einer fühlt sich unwohl, wenn er die Stecker in der Steckdose lässt, eine andere Person wird unruhig, wenn sie sich nach dem Heimkommen nicht die Hände wäscht. Diese Zwänge halten sich noch im Rahmen und sind kein Grund zur Sorge. Erst wenn die Zwanghaftigkeit zur Last wird und das normale Leben massiv einschränkt, kann von einer Zwangsstörung gesprochen werden. Der Betroffene ist nicht in der Lage, seine Zwänge abzustellen, und versucht krampfhaft, dagegen anzukämpfen, was ihm jedoch kaum gelingt. Und so wird er von seinem eigenen Zwangsverhalten kontrolliert.

Es gibt neben Zwangsgedanken noch eine Vielzahl an anderen Zwangsstörungen, die ebenfalls sehr belastend sind und das Leben der Betroffenen dominieren können. Diese irrationalen Handlungen können sogar parallel zueinander bestehen.

Waschzwang

Hierbei haben Betroffene panische Angst vor Keimen, Bakterien und Schmutz jeglicher Art. Sie sind davon überzeugt, dass sie nur durch extreme Gründlichkeit beim Händewaschen, Duschen oder Putzen die unsichtbare Gefahr loswerden können. Sie empfinden starke Ekelgefühle, wenn sie mit Schmutz in Kontakt kommen, und haben das sofortige Bedürfnis, sich zu waschen. Die Reinigungsrituale können Stunden andauern und finden immer nach dem gleichen Schema statt. Sobald es zu einer erneuten Kontamination kommt oder das Waschritual in anderer Form unterbrochen wird, müssen die Betroffenen wieder von vorn anfangen. Häufig kommt es durch die übertriebene Hygiene zu Hautekzemen und die natürliche Schutzschicht der Haut wird beschädigt. Dadurch wird den Krankheitserregern das Eindringen in die Haut noch erleichtert und das genaue Gegenteil der gewünschten Hygiene erreicht.

Kontrollzwang

Die Kontrolle über Kleinigkeiten zu verlieren, ist für Betroffene hier eine große Katastrophe. Sie fühlen sich sofort bedroht, wenn nicht alles nach Plan verläuft. Sie denken, dass sie durch ihre eigene Unachtsamkeit unlösbare Probleme hervorrufen und folglich komplett die Kontrolle über die Situation verlieren. Deshalb werden alle Gegebenheiten strengstens kontrolliert, auch wenn dieser Vorgang manchmal stundenlang andauern kann. Beispielsweise möchten die Betroffenen sicherstellen, dass alle technischen Geräte ausgeschaltet, Türen und Fenster geschlossen oder auch bestimmte Dinge erledigt sind. Allerdings trauen sie ihrer eigenen Wahrnehmung nicht und so kommt es vor, dass sie alles mehrfach nachprüfen müssen. Selbst, wenn sie die ausgeschaltete Kaffeemaschine vor sich stehen haben, besteht dennoch das Bedürfnis, diese noch ein weiteres Mal zu kontrollieren. Schließlich könnten sie ja etwas übersehen haben und es so zu einem Kabelbrand kommen lassen. Spontanes Verlassen der eigenen vier Wände ist deshalb kaum möglich und eine anstrengende Prozedur, wodurch sich Betroffene von ihrem Umfeld selbst isolieren. Für sie sind Verabredungen oder pünktliches Erscheinen am Arbeitsplatz daher unmöglich.

Zählzwang

Manche Menschen haben den Drang, bestimmte Dinge, wie Bücher, Besteck oder Fliesen, zu zählen. Sie finden durch das Zählen Entspannung, können aber nicht genau benennen, weshalb sich das auf ihr Wohlbefinden auswirkt. Werden sie beim Zählen unterbrochen, müssen sie wieder von vorn anfangen, weil sich das entspannte Gefühl wieder in Luft aufgelöst hat.

Ordnungszwang

Betroffene müssen hier ihre selbst festgelegten Ordnungskriterien einhalten und sind sehr penibel, was Ordnung und Sauberkeit angeht. Nicht nur, dass sie jeden Gegenstand an seinen Ursprungsplatz zurückräumen müssen, sie stellen diese auch nach einem bestimmten Schema in den Schrank. Handtücher werden millimetergenau gefaltet, Besteck wird mit einem Lineal eingeräumt und Tassen dürfen nur in eine bestimmte Richtung zeigen. Nichts darf von ihrer Norm abweichen, sonst fühlen sich die Betroffenen unwohl und werden nervös.

Sie verbringen Stunden damit, die eigene Wohnung zu ordnen, und verlangen auch von ihren Mitmenschen ein hohes Maß an Ordnungssinn. In Stresssituationen kann der Ordnungszwang noch verstärkt werden und die Betroffenen fangen an, die vorliegenden Gegenstände nach Farben, Formen oder Größe zu sortieren, bis sich die Anspannung gelöst hat. Das mag für Außenstehende merkwürdig erscheinen, aber es ist für Betroffene mit Ordnungszwang eine Art und Weise, sich zu entspannen.

Wiederholungszwang

Alltägliche Abläufe müssen Betroffene in einer bestimmten Anzahl verrichten, um ein Gefühl der Sicherheit herzustellen. Die Angst, etwas Schlimmes könnte passieren, wenn sie die Handlungen nicht bis zu einer gewissen Zahl vollziehen, ist dabei überwältigend. Deswegen schließen Betroffene mehrmals ein und dieselbe Tür ab, laufen die Treppen hoch und runter, wischen den Tisch fünfmal hintereinander ab oder ziehen sich zehnmal die Jacke an und aus. Der Zeitaufwand ist, genau wie beim Kontrollzwang, riesig. Deshalb brauchen Betroffene immer sehr viel Zeit, bis sie dazu bereit sind, das Haus zu verlassen.

Sammelzwang

Aus Angst, dass sie wertvolle oder wichtige Dinge wegwerfen könnten, horten die Betroffenen ihre Gegenstände, auch wenn diese eigentlich einen geringen Wert aufweisen. Für sie ist es schwer, sich von Dingen zu trennen, und es löst in ihnen ein Gefühl der Ohnmacht aus, wenn sie etwas aussortieren sollen. Im schlimmsten Fall kann es sogar zu einem „Verwahrlosungssyndrom“ kommen, bei dem die Betroffenen nicht einmal mehr in der Lage sind, ihren Wohnraum sauber zu halten. Aus dem Fernsehen kennt man die Berichte über die Messi-Häuser allzu gut und die Betroffenen haben selbst kaum die Kraft, ihre Situation zu ändern. Und so stapeln sich alte Zeitungen, Müll und

Unrat, sodass ein Besuch der Mitmenschen fast unmöglich ist. Die Betroffenen schämen sich aufgrund ihres Sammelzwangs und fühlen sich immer hilfloser, je mehr Gegenstände hinzukommen.

Zwanghafte Langsamkeit

Hektische Bewegungen sind für die Betroffenen ein Graus. Deshalb führen sie jede ihrer Tätigkeiten in aller Seelenruhe aus. Sie benötigen für alltägliche Handlungen, wie etwa Essen, Duschen oder das Bettmachen, teilweise mehrere Stunden. Die Zwangsrituale verlangen den Betroffenen alles ab und sie sind nicht mehr in der Lage, sich normal zu verhalten. Kommen sie bei einem Ritual durcheinander oder werden dabei unterbrochen, müssen sie wieder von vorn beginnen, weil sie sonst negative Gefühle verspüren. Außerdem sind sie sehr akribisch, was die Ausführung ihrer Handlungen angeht. Beim Kämmen der Haare wird jedes einzelne Haar gebürstet, beim Brote belegen gibt es eine besondere Reihenfolge und beim Anziehen darf die Hose erst nach dem Oberteil angezogen werden. Sie legen sich feste Abläufe zurecht, die sie mit sehr viel Konzentration und Ruhe absolvieren müssen. Für die Betroffenen ist dies kräftezehrend und weniger entspannend, auch wenn sie eine gewisse Langsamkeit an den Tag legen. Sie verbringen ihre gesamte Zeit damit, nach ihren festgelegten Vorstellungen zu handeln. Das soziale Leben leidet somit sehr stark, weil keine Zeit mehr für Zweisamkeit oder andere Dinge bleibt.

ICD-10-DIAGNOSTIK

Anhand des ICD-10, welcher die Abkürzung für „International Classification of Disease“ ist, werden internationale Krankheiten klassifiziert und die Bedingungen für eine genaue Diagnose festgelegt. Die Kennzahl 10 steht dabei nur für die aktuelle Version. Auf dem Krankenschein haben Sie sicherlich schon einige Zahlenkürzel entdeckt, mit denen Sie absolut nichts verbinden konnten. Genau diese Codes sind Abkürzungen des Kataloges für alle bekannten Krankheiten. Dieser enthält Bedingungen, die für die Diagnostik von Krankheiten notwendig sind. Zwangsgedanken werden in den Bereich *Zwangshandlungen und Zwangsgedanken* eingeordnet und dort genauer erläutert. Somit müssen bestimmte Kriterien für die Identifizierung von Zwangserkrankungen vorliegen, um diese als solche zu kennzeichnen. Folglich sind für die Zwangsstörungen diese diagnostischen Kriterien zu erfüllen:

- Die Zwangsgedanken oder Zwangshandlungen müssen sich über einen längeren Zeitraum zeigen und an den meisten Tagen präsent sein. Dabei sollten diese mindestens zwei Wochen lang bestehen.
- Zwangserkrankungen müssen bestimmte Merkmale besitzen:

1. Sie werden als störend empfunden und der Patient benötigt großen Widerstand, um gegen diese anzukämpfen.
2. Der Patient darf seine Zwangsgedanken oder Zwangshandlungen nicht als Fremdeinwirkung sehen, sondern ihm ist bewusst, dass diese aus seinem Bewusstsein entspringen.
3. Die Gedanken oder Handlungen weisen eine Regelmäßigkeit auf und verursachen eine negative Veränderung des eigenen Wohlbefindens.
4. Die Zwangserkrankungen führen zu Einschränkungen der eigenen Leistung sowie der sozialen Interaktion und werden als unangenehm empfunden.

- Andere Erkrankungen, wie etwa psychotische oder affektive Störungen, können weitestgehend ausgeschlossen werden und sind nicht für die Zwangserkrankung verantwortlich.

Auf den Grund gegangen

WARUM ENTWICKELT MAN ÜBERHAUPT ZWANGSGEDANKEN?

Urplötzlich sind sie da und stellen das eigene Leben auf den Kopf – Zwangsgedanken. Man ist überrascht von den eigenen Gedanken und kann nicht genau nachvollziehen, weshalb sich diese überhaupt gebildet haben. Will man den Ursprung herausfinden und das eigene Gedankenkonstrukt analysieren, müssen verschiedene Parameter berücksichtigt werden. Zwangsgedanken können aus den unterschiedlichsten Gründen heraus entstehen und nicht immer ist die Abgrenzung klar definiert.

Es können viele Faktoren im Leben zusammenspielen und letztendlich die Auslöser für die zwanghaften Gedanken sein. Auch spielt die Ausprägung der Resilienz eine tragende Rolle, denn diese ist dafür verantwortlich, ob sich jemand nach belastenden Erlebnissen weiterhin gut zurechtfindet oder sogar noch gestärkt daraus hervorgeht. Wenn diese niedrig ausgeprägt ist, kann das Risiko für Zwangsstörungen deutlich erhöht sein. Traumatische Ereignisse, genetische Veranlagung, Erlebnisse aus der Kindheit, neurologische Besonderheiten oder starker Stress sind häufige Ursachen für das Entstehen der Zwangsgedanken. Allerdings muss man sich die möglichen Auslöser detaillierter anschauen, um sich ein umfassendes Gesamtbild der Zwangsstörung zu machen. Auch der Verlauf ist bei jedem Betroffenen anders und ein sehr individueller Prozess, der nicht immer nach Lehrbuch verläuft. Nicht jeder Mensch mit Zwangsgedanken hat deshalb die gleichen Heilungschancen, denn es muss immer der gesamte Verlauf der Erkrankung beobachtet werden. Will man also tiefer in die Psychologie eines Menschen eindringen, um die Zwangsgedanken zu verstehen, muss man Ursachenforschung betreiben. Dabei gibt es einige mögliche Punkte, die es zu beachten gilt.

BIOGRAPHISCHE RISIKOFAKTOREN

Jeder Mensch hat seine ganz persönliche Geschichte und die Erfahrungen im Laufe des Lebens tragen dazu bei, wie sich die geistige und auch körperliche Verfassung entwickelt. Kommt es zu einschneidenden Erlebnissen, besonders in der frühen Kindheit, können diese Erlebnisse negativen Einfluss auf die Psyche haben. Zwangsgedanken oder andere Zwangserkrankungen können eine mögliche Folge von prägenden Ereignissen sein, die der Betroffene noch nicht verarbeiten konnte.

Familiäres Umfeld

Sind in der Familie bereits Zwangsstörungen aufgetreten, besteht ein erhöhtes Risiko, dass auch die Kinder später einmal eine Zwangserkrankung entwickeln. Forschungen der Universität Bonn haben beispielsweise gezeigt, dass Verwandte von Betroffenen ein erhöhtes Risiko aufweisen, ebenfalls an einer Zwangsstörung zu erkranken. Dabei kann sich die Erkrankung schon in jungen Jahren zeigen und sich im Verlauf des weiteren Lebens verstärken. Die Forschungen zur Herkunft von Zwangsgedanken oder Zwangsstörungen sind noch nicht abgeschlossen und es kommen immer wieder neue Erkenntnisse hinzu. Diese Erkenntnisse helfen dabei, die Erkrankung besser zu verstehen und geeignete Behandlungsmöglichkeiten zu finden.

Vorerfahrungen und Prägungen

Auch die Erziehung trägt maßgeblich zur Entwicklung bestimmter zwanghafter Züge bei. Verhalten sich Eltern nach einem bestimmten Schema, so wird das Kind die Ideologien der Eltern übernehmen, weil es dieses Verhalten als normal ansieht. Versucht eine Mutter, ihrem Kind ständig alle Steine aus dem Weg zu räumen, und verhält sich selbst in harmlosen Situationen übervorsichtig, kopiert das Kind das Verhalten der Mutter. Es wird ebenfalls ängstlich reagieren, sobald es in eine Stresssituation gelangt, und vielleicht sogar das Vorgehen der Mutter nachahmen. Gehören zwanghafte Rituale der Eltern zum Alltag, wird das Kind diese irgendwann übernehmen. Immerhin gilt: Wenn Mama und Papa das so machen, muss es wohl richtig und notwendig sein. Aber nicht nur das Vorleben von Zwängen birgt ein Risiko für Kinder, sondern auch bestimmte Verhaltensweisen der Eltern können Zwänge begünstigen. Erfährt ein Kind Ablehnung und muss regelrecht um Anerkennung kämpfen, entsteht eine starke Verunsicherung, die ebenfalls zu zwanghaftem Verhalten führen kann. Das Streben nach Sicherheit und Bestätigung kann für das Auftreten von Zwängen verantwortlich sein. Trotzdem sollte nicht nur die Erziehung als einziger Risikofaktor angesehen werden, denn diese ist nicht allein für das Entstehen von Zwängen verantwortlich. Es spielen hier eher mehrere Gegebenheiten eine Rolle, damit es zu diesen Erkrankungen kommt.

Traumata

Zwangsgedanken und Zwangshandlungen treten häufiger bei Personen auf, die traumatische Erfahrungen machen mussten. Wurde bereits in der Kindheit ein schwerwiegendes Trauma erlebt, sind die Folgen gravierend und prägen ein Leben lang. Besonders Zwangsgedanken lösen bei den Betroffenen intensive Gefühle aus, weil sie sich vielleicht mit den negativen Erlebnissen von damals konfrontiert sehen.

Verständlicherweise versuchen sie dann, durch Zwangshandlungen Ablenkung zu finden, damit der Schmerz des Erlebten sie nicht überrollt. Es kommt häufig vor, dass Betroffene Zwänge entwickeln, weil sie dann das Gefühl haben, wieder die Kontrolle über ihre Situation zu bekommen. Wurde in der Vergangenheit Gewalt, Missbrauch oder der Verlust einer Bezugsperson erlebt, dann ist der Wunsch nach Stabilität und Sicherheit sehr groß. Das Gefühl der Überforderung wird anhand von Zwangshandlungen bekämpft und deshalb müssen diese immer wieder ausgeführt werden, sobald sich der Betroffene gestresst fühlt.

PSYCHISCHE RISIKOFAKTOREN

Für das Entstehen von Zwangsgedanken sind die vorhandenen Persönlichkeitsmerkmale eines Menschen ebenso zu berücksichtigen wie die eigenen Erfahrungen und die biologischen Faktoren. Damit sich eine Zwangsstörung entwickeln kann, braucht es immer einen Anlass, der entweder auf das soziale Umfeld oder auf prägende Erfahrungen zurückzuführen ist. Besteht bereits eine psychische Erkrankung, ist das Risiko erhöht, zusätzlich noch eine Zwangsstörung, wie beispielsweise Zwangsgedanken, zu entwickeln. Gerade bei einer bereits angegriffenen Psyche sehen die Betroffenen keine andere Möglichkeit, ihr Leiden zu reduzieren, als auf irrationale Handlungen zurückzugreifen.

Perfektionismus

Typischerweise setzen Perfektionisten hohe Ansprüche an sich selbst und auch an ihre Umgebung. Sie verfolgen permanent ein bestimmtes Ziel und versuchen, dieses durch viel Engagement zu erreichen. Meist stecken hinter der perfektionistischen Ader große Versagensängste oder Sorgen, welche die Betroffenen mithilfe von strengen Regeln bekämpfen möchten. Bekommt eine Person von klein auf beigebracht, dass sie niemals Fehler machen darf, neigt sie irgendwann dazu, pedantisches Verhalten an den Tag zu legen. Die Person hat nie gelernt, dass eine Niederlage kein Weltuntergang ist und es immer die Möglichkeit für einen Neuanfang gibt. Sie sieht das Scheitern als endgültig und unveränderbar an.

Der Druck, den sie sich selbst auferlegt, ist enorm. Schnell kann sich übertriebener Perfektionismus dann in eine Zwangsstörung verwandeln und die betroffene Person verhält sich zunehmend akribischer. Sie wird infolgedessen auch ängstlicher, weil sie ihren Zwangshandlungen nachgehen muss, damit sie ihre Ziele weiterverfolgen kann. Man unterscheidet beim Perfektionismus zwischen funktionalem und dysfunktionalem Perfektionismus. Beim funktionalen Perfektionismus sind die betroffenen Personen zielstrebig und versuchen, ihren hohen Standards gerecht zu werden. Treten jedoch Probleme auf und es kommt zu einer Niederlage, können sie diesen Umstand akzeptieren und geben weiterhin ihr Bestes. Haben sie ihr Ziel erreichen können, sind sie stolz und erfreuen sich an ihrem Erfolg.

Beim dysfunktionalen Perfektionismus sieht das etwas anders aus. Hier sind die Personen nach einer Niederlage von sich selbst so enttäuscht, dass sie sich als Versager fühlen. Und sie sind davon überzeugt, dass auch ihr Umfeld sie deswegen nicht mehr wertschätzt. Selbst, wenn sie Fortschritte machen, bleiben sie äußerst kritisch und spornen sich weiter zu Höchstleistungen an. Trotz aller Bemühungen sind sie nie wirklich zufrieden und diese Art des Perfektionismus kann auf Dauer gesundheitsschädigend sein. Er bietet beste Voraussetzungen für das Entwickeln einer Zwangsstörung, weil die Betroffenen über ihre eigenen Grenzen hinausgehen und so eine gewisse Zwanghaftigkeit vorweisen.

Verantwortung

Langanhaltende Belastungssituationen wirken sich negativ auf das körperliche Wohlbefinden aus, woraus sich schlimmstenfalls psychische Probleme entwickeln können. Betroffene fühlen sich mit ihrer Verantwortung überlastet und finden sich nicht mehr zurecht. Nicht allein durch hohe Ansprüche der Umwelt entstehen Zwangserkrankungen, denn es kommt auch immer auf die psychische Verfassung des Betroffenen an. Gab es in der Vergangenheit eine bestehende Verletzlichkeit (Prädisposition) und wurde diese erfolgreich überwunden, kann es durch Überforderung wieder zu einem Rückfall in die Zwangsstörung kommen.

Kontrolle der Gedanken

Es mag paradox erscheinen, aber je mehr sich die Betroffenen mit ihren Gedanken auseinandersetzen, desto stärker treten Zwangsgedanken auf. Gerade bei psychischen Erkrankungen ist die bewusste Auseinandersetzung mit dem Unterbewusstsein und den eigenen Gedanken sowie Gefühlen ein fester Bestandteil von Therapien. Bei Zwangsgedanken jedoch erhöht sich die Häufigkeit des Auftretens, sobald diesen Gedanken mehr Raum gegeben wird. Wenn die Betroffenen also versuchen, ihre Gedanken zwanghaft zu kontrollieren, erreichen sie eher, dass ihre Zwangsgedanken noch zunehmen.

Vermischung von Gedanken und Handlungen (Metakognitionen)

Normalerweise können Menschen ihre Handlungen von ihren Gedanken klar abgrenzen. Das Gedachte geschieht nur im Kopf und Aktivitäten werden vom Körper ausgeführt. Kommt es jedoch zu einer Verschmelzung beider Punkte, also denken Betroffene, dass ihre Gedanken auch deren Handlungen entsprechen, spricht man von einer „Thought-Action-Fusion" – die Vermischung der Gedankenwelt mit der Realität. Die metakognitiven Fähigkeiten sind dafür verantwortlich, dass der Mensch über sein Denken, Handeln und Wissen bestimmen kann. Kommt es also hier zu einem Defizit, können Betroffene nicht mehr unterscheiden, ob es sich nur um einen Gedanken handelt oder ob sie diesen wirklich ausgeführt haben. In Kombination mit Zwangsgedanken glauben die Betroffenen fest daran, dass diese real sind.

Angstvermeidung

Es gibt immer wieder Ereignisse, die man gerne vermeiden möchte. Ganz besonders distanziert man sich von unangenehmen Situationen, die Ängste auslösen. Das ist ein ganz normales Verhalten. Jeder Mensch fürchtet sich vor etwas und so kann es zu einem Vermeidungsverhalten kommen, welches jegliche Risiken in Schach hält. Wird allerdings das Leben durch diese Vermeidungstaktik eingeschränkt oder nehmen die Strategien zwanghafte Züge an, kann sich daraus eine ernsthafte Zwangserkrankung oder auch Angststörung entwickeln. Konfrontationen werden von den Betroffenen weitestgehend vermieden, wobei die Angst nicht verschwindet, sondern sogar noch weiter wächst. Irgendwann ist es für die Betroffenen kaum noch möglich, den eigenen Ängsten die Stirn zu bieten. Sie sind nur noch damit beschäftigt, der Konfrontation aus dem Weg zu gehen. Das kann besonders problematisch bei irrationalen Ängsten sein, die eigentlich keine wirkliche Bedrohung darstellen. So kann beispielsweise die Angst vor Menschenmassen dazu führen, dass man sich schlussendlich nicht mehr in die Öffentlichkeit traut. Dabei gibt es überhaupt keinen Grund, weshalb diese Situation eine Bedrohung sein soll. Dieses Verhalten kann auf Dauer zur Isolation führen und das soziale Leben kommt zum Erliegen.

Risikoaversion

Für die Entwicklung von Zwangsstörungen kann auch übervorsichtiges Verhalten förderlich sein. Wenn Betroffene dazu neigen, kein Risiko einzugehen, und immer nur den sicheren Weg wählen, weil sie

Angst davor haben, zu scheitern, nennt man dieses Verhalten risikoavers. Sie fühlen sich verunsichert und in höchstem Maße bedroht, würden sie sich für das Risiko entscheiden. Deshalb gewöhnen sie sich an, stets den sicheren Weg zu wählen – auch wenn das für sie mit vermehrter Anstrengung verbunden ist oder sogar einen größeren Umweg bedeutet. Für ihre eigene Sicherheit und eine gewisse Stabilität sind sie dazu bereit, Mehraufwand in Kauf zu nehmen. So greift ein Betroffener, der das Autofahren als großes Risiko ansieht, lieber zum Fahrrad oder geht gleich zu Fuß. Selbst wenn er dadurch Zeit verliert und zusätzlich mehr Energie benötigt, hat er das Risiko für sich auf ein Minimum reduziert. Das gibt ihm ein Gefühl von Sicherheit und er wird, insofern er nicht dazu bereit ist, bestimmte Risiken einzugehen, regelmäßig auf seine Taktik zurückgreifen. So kann ein regelrechter Zwang entstehen. Noch dazu begleiten ihn Zwangsgedanken, weil der Betroffene sich immer das schlimmste Szenario vorstellt.

Zweifel an Wahrnehmung und Gedächtnis

Verlieren Betroffene das Vertrauen in sich selbst und in ihre Wahrnehmung, kann es vorkommen, dass sie sich selbst Fakten einreden, die gar nicht der Wahrheit entsprechen. Sie trauen ihrem Gedächtnis nicht und befinden sich in einem Zustand der Verwirrung in Bezug auf die „wahre" Realität. So kann ein Betroffener beispielsweise glauben, dass er eine bestimmte Tat, wie etwa einen Seitensprung, verdrängt hat, obwohl dieser gar nicht existent war. Den Wahrheitsgehalt der Gedanken zu überprüfen ist unmöglich und deshalb ist eine verzerrte Wahrnehmung besonders tückisch. Sie stellt für die Betroffenen eine große Herausforderung dar, weil sie nicht zwischen Vorstellung und realer Erinnerung unterscheiden können. Plötzlich auftretende Zwangsgedanken führen dann zu Angstzuständen und Zweifeln an der eigenen Persönlichkeit. Irgendwann können Realität und Fiktion nicht mehr auseinandergehalten werden und die Betroffenen fühlen sich ihren Gedanken hilflos ausgeliefert. Durch die Handlungen, die angeblich in der Vergangenheit passiert sind, erleiden die Betroffenen starke Schuldgefühle und entwickeln ein tiefes Misstrauen gegenüber sich selbst.

Schuld und Scham

Negative Gedanken, egal, in welcher Form auch immer, können bei Betroffenen Schuldgefühle auslösen. Gründe hierfür kann es viele geben, etwa die Angst, dass diese Gedanken zur Realität werden, vielleicht sogar verborgene Bedürfnisse freilegen oder aber anderen Menschen Leid zufügen könnten, wenn es zu entsprechenden Handlungen kommt. Die eigenen Gedanken werden als unmoralisch und falsch angesehen, sodass sich Schamgefühle intensivieren und die darunter leidende Person starke Selbstzweifel bekommt. Kam es in der Vergangenheit zu einem traumatischen Ereignis, das die betroffene Person vielleicht selbst verschuldet hat, etwa das Verursachen eines schwerwiegenden Unfalls, kann dieses Ereignis im Unterbewusstsein noch immer fest verankert sein und zu einer Häufung der Schuldgefühle führen. Diese werden nie abgelegt und sorgen im Alltag selbst bei Kleinigkeiten für selbstverachtende Gefühle. Zwangsgedanken können sich dann schnell entwickeln und weitere Schuldgefühle auslösen.

Neurobiologische Gründe

Studien haben herausgefunden, dass sogenannte Anomalien im Gehirn das Risiko für Zwangserkrankungen deutlich steigern können. Wenn bestimmte Areale im Gehirn nicht voll funktionsfähig sind oder durch unterschiedliche Faktoren behindert werden, kann hierdurch der Denkprozess beeinflusst werden. Zu diesem Thema wird weiterhin geforscht, damit die Medizin zur weiteren Aufklärung von Zwangsstörungen beitragen kann.

Hilfe zur Selbsthilfe?

DER PATHOLOGISCHE UMGANG MIT ZWANGSGEDANKEN

Man mag denken, dass es hilfreich ist, wenn eine Person allein gegen ihre Zwangsgedanken ankämpfen möchte. Doch leider kann das Vorhaben der Selbsthilfe schnell in die falsche Richtung abdriften. Betroffene versuchen häufig, ihre Gedanken zu verdrängen, oder beschäftigen sich zu intensiv mit deren Inhalt. Beides hat dann eher zur Folge, dass sich die Zwangsgedanken nicht verringern, sondern vielmehr weitere Probleme nach sich ziehen. Das Verhalten richtet sich nur noch nach den eigenen Gedanken und die Betroffenen werden von weiteren Zwangshandlungen begleitet. Immer wieder fällt ein bestimmtes Verhaltensschema auf, welches die Betroffenen an den Tag legen. Dabei geht es meist um das Vermeiden von Angstzuständen oder aber um das Überspielen auftretender Gefühle durch rituelle Handlungen. In den folgenden Erfahrungsberichten erzählen Betroffene von ihren Zwängen und wie diese durch Zwangsgedanken entstanden sind.

Martha (54) leidet unter Kontroll- und Ordnungszwang:

Es fing alles ganz harmlos mit ein paar komischen Gedanken an. Der Inhalt war nicht besonders aufwühlend oder beunruhigend. Meist ging es darum, dass ich in meine Wohnung kam und mich erwartete dort ein Missgeschick, welches ich selbst durch Unachtsamkeit verursacht hatte. Einmal kam mir in den Sinn, dass ich beim Verlassen des Hauses den Wasserhahn auszustellen vergaß und die Wohnung bei meiner Wiederkehr völlig durchnässt sein würde. Ein anderes Mal vergaß ich, die Fenster zu schließen und meine Wohnung würde voller Insekten sein. Diese Gedanken traten immer auf, wenn ich mich sehr gestresst fühlte oder für einen Moment ganz allein war. So schnell, wie sie in meinem Kopf auftraten, verschwanden sie allerdings auch wieder. Anfangs dachte ich mir nicht viel dabei und war eher verwundert, weil mir mein Gehirn anscheinend einen Streich spielen wollte. Aber irgendwann steigerte ich mich in meine Vorstellungen hinein, sodass diese in mir Unbehagen auslösten. Ich wurde unruhig, wenn ich unterwegs war, weil ich nur noch darüber nachdachte, ob ich Haushaltsgeräte ausgeschaltet oder Fenster und Türen korrekt abgeschlossen hatte.

An einen Tag kann ich mich noch besonders gut erinnern. Ich befand mich im Supermarkt und hörte, wie sich zwei Kundinnen unterhielten. Die eine Frau sprach über einen Einbruch in ihrer direkten Nachbarschaft und sah sehr betroffen aus. Ich lauschte unfreiwillig dem Gespräch und fühlte mich etwas unbehaglich. Sofort schossen mir Bilder in den Kopf, wie bei mir zu Hause ein Einbrecher durch das Fenster kletterte und all meine Habseligkeiten stahl. Ich klammerte mich krampfhaft an meinen Einkaufswagen und hatte das unbändige Bedürfnis, sofort alles stehenzulassen und meine Wohnung zu kontrollieren. Was, wenn durch meine Schusseligkeit gerade in diesem Moment jemand einbrach? In Windeseile begab ich mich zur Kasse und bezahlte völlig verwirrt meinen Einkauf. Ich ließ vor lauter Nervosität sogar mein Wechselgeld liegen.

Als ich vor meiner Haustür stand, zitterte ich schrecklich und hatte Schwierigkeiten, den Schlüssel in das Schlüsselloch zu stecken. Mein Herz klopfte bis zum Hals und mich überkam eine so überwältigende Angst vor dem, was jetzt dort drinnen auf mich wartete. In meiner Wohnung befand sich allerdings kein Einbrecher, sondern alles lag immer noch dort, wo ich es zuvor abgelegt hatte. Keine Veränderung geschweige denn Verwüstung war zu erkennen, weil eben niemand außer mir in meiner Wohnung gewesen war. Ich atmete tief ein und aus, bis ich mich wieder beruhigte. Als ich in meine Einkaufstasche blickte, merkte ich, dass ich über die Hälfte meines Einkaufs vergessen hatte. Da ich die Sachen aber dringend brauchte, beschloss ich, noch einmal zum Supermarkt zurückzugehen. Nur kontrollierte ich diesmal jedes einzelne Fenster, ob es auch wirklich geschlossen war. Zusätzlich ließ ich die Rollläden herunter und schloss meine Haustür zweimal ab. Trotz meiner Kontrolle war das Gefühl der Unsicherheit nicht verschwunden und ich musste immer noch an den potenziellen Einbrecher denken, der in meine Wohnung eindringen konnte.

Jetzt allerdings hatte ich alle Gegebenheiten kontrolliert, aber hatte ich dies auch gründlich genug getan? Ich ging die Treppen erneut nach oben und wiederholte meinen Kontrollgang durch meine Wohnung. Alles schien so weit in Ordnung und ich selbst fühlte mich vollkommen verrückt, weil ich mich so verhielt. Ich trat also den Weg zum Supermarkt an, aber bemerkte wieder dieses flaue Gefühl in meinem Magen. Ich beeilte mich erneut, damit ich schnell nach Hause kam. Erst, als ich wieder daheim war, ließ dieses Gefühl nach. An diesem Tag war ich so erschöpft und habe mir mein Verhalten nicht erklären können.

Mittlerweile habe ich verstanden, dass ich unter einem Kontrollzwang leide, der sich langsam in mein Leben hineingeschlichen hat. Zudem bin ich, was Ordnung angeht, sehr penibel geworden und ertrage es nicht, wenn Chaos herrscht. Ich muss dazu sagen, chaotisch ist es für mich schon, wenn ein Gegenstand nicht dort liegt, wo er hingehört. Da kribbelt es mir sofort in den Fingern und ich muss sofort einschreiten.

Ich habe immer im Hinterkopf, dass kein Besuch mehr kommt, wenn bei mir nicht alles hundertprozentig aufgeräumt ist. Außerdem löst akkurate Ordnung in mir eine tiefe Ruhe aus und es hat für mich etwas Meditatives. Diese Ruhe und Ordnung brauche ich, weil ich durch meinen Kontrollzwang schon genug Aufregung habe. So gleicht sich das Ganze etwas aus, aber trotzdem ist es kräftezehrend, meine eigenen Regeln kontinuierlich zu befolgen. Unterwegs komme ich eigentlich nie zur Ruhe, denn dort habe ich über mein Heim keine Kontrolle. Zu Hause kann es auch vorkommen, dass ich zehnmal zum Fenster laufe und kontrolliere, wer da draußen gerade geparkt hat. Ich muss über alles im Bilde sein, sonst fühle ich mich unwohl. Seit etwa vier Jahren befinde ich mich in Therapie und meine Erkrankung hat sich minimal gebessert. Es ist ein langer Prozess und ich denke, ich werde nie komplett von meinen Zwängen befreit sein, aber ich lerne, mit ihnen umzugehen und die Ursache dafür zu ergründen.

Tom (35) leidet unter starken Zwangsgedanken, woraus sich ein Wasch- und ein Putzzwang entwickelt hat:

Sie kennen bestimmt das Gefühl, wenn sie Verschmutzungen an den Händen haben und sich nach dem Händewaschen wieder frisch fühlen? Ich kenne dieses Gefühl so gut wie gar nicht. Für mich befinden sich immer Bakterien auf meiner Haut, die bedrohlich sind und die ich versuche, zu bekämpfen. Es ist schier unmöglich für mich, dass ich mich in fremder Umgebung wohlfühle, weil sich um mich herum überall Krankheitserreger tummeln. Ich kann die Keime zwar nicht sehen, aber ich weiß, dass sie nur darauf warten mich zu befallen. Sobald ich in irgendeiner Form mit Schmutz in Berührung komme, muss ich mich gründlich waschen. Und das bedeutet nicht nur die Hände zu waschen, sondern ich gehe dann ausgiebig duschen. Das Duschen kann auch schon mal über eine halbe Stunde dauern, weil ich jeden Zentimeter meines Körpers säubern muss. In meiner Vorstellung wandern die Bakterien wie Ameisen über meinen ganzen Körper und dringen schließlich in ihn ein.

Ich habe panische Angst davor, krank zu werden, und halte deshalb auch genügend Abstand zu meinen Mitmenschen. Berührungen sind für mich eine große Überwindung und ich bevorzuge es eher, wenn sich diese vermeiden lassen. Zu groß ist die Angst, ich könnte den Schmutz meines Gegenübers übernehmen. Nur in meiner eigenen Wohnung kann ich mich etwas entspannen, wobei ich diese nach einem Besuch einer kompletten Grundreinigung unterziehen muss, damit mein persönlicher Standard wiederhergestellt ist. Jeden Tag putze ich akribisch jeden Raum und verbringe Stunden mit der Hausarbeit. Eigentlich bin ich mit der vorhandenen Sauberkeit nie zufrieden, denn es gibt immer etwas, was ich reinigen muss. Natürlich weiß ich, dass meine Angst vollkommen überzogen ist, aber ich kann einfach nichts daran ändern.

Schon als Kind habe ich sehr darauf geachtet, dass mein Zimmer sauber und ordentlich war. Auf dem Spielplatz habe ich mich ungern dreckig gemacht und auch nicht so wie andere Kinder im Matsch gespielt. Meine Mutter war da auch immer sehr streng und ich denke, sie hat meinen Sauberkeits- und Ordnungssinn geprägt. Damals haben mich kleinste Verschmutzungen aber noch nicht so gestört wie heute. Ich bekam keine Panik, wenn ich mal einen Fleck auf dem T-Shirt hatte. Heute sieht das anders aus. Im Laufe meines Lebens entwickelten sich diverse Zwangsgedanken, die mich belasteten. Als schließlich meine Mutter an einer ansteckenden Krankheit starb, nahmen diese Zwangsgedanken merklich zu und ich versuchte, mich durch intensive Putzaktionen abzulenken. Ich war zu diesem Zeitpunkt 29 Jahre alt. Das heißt, seit ungefähr sechs Jahren quäle ich mich schon mit meinen Zwängen herum. Eine Therapie ziehe ich in Erwägung, auch wenn das bedeutet, dass ich mit Krankheitserregern vermehrt in Kontakt kommen muss. Irgendwann möchte ich auch mal eine Beziehung haben, denn mein soziales Leben bleibt ziemlich auf der Strecke. Ich lebe alleine und kann mir im Moment auch keine Beziehung vorstellen, da ich Körperkontakt mit anderen Menschen nicht aushalte. Vielleicht wird es irgendwann besser, wenn ich mich zu einer Therapie aufraffen kann.

Melanie (28) leidet unter einem Wiederholungszwang, wobei in Stresssituationen noch ein Zählzwang hinzukommt:

Meine Freunde und Verwandte kennen das Spiel bereits. Bevor ich die Türklinke nicht fünfmal nach unten bewegt und den Schlüssel dreimal umgedreht habe, verlasse ich nicht das Haus. Danach folgt das Zählen der Treppenstufen und ich muss die letzte Stufe zweimal hinuntergehen. Erst dann geht es mir gut und ich bin meinem inneren Drang erfolgreich nachgegangen. Heute kann ich sagen, dass ich große Fortschritte gemacht habe und auf dem besten Weg bin, meine Zwänge abzulegen. Das war nicht immer so und ich habe eine sehr schwere Zeit durchmachen müssen.

Lange habe ich versucht, meine Ticks, wie ich sie nenne, vor meinem Umfeld geheim zu halten, aber irgendwann blieben meine Zwänge nicht mehr unbemerkt. Meine Mutter sprach mich zuerst darauf an und ich erzählte ihr, dass ich schon seit mehreren Jahren gegen meine Zwangsstörungen ankämpfte. Zunächst waren es nur Gedanken, die mich tagtäglich beschäftigten. Diese Gedanken waren von sehr aggressiver Natur und ich wusste absolut nicht, woher sie kamen. In meinem Kopf spielten sich die schlimmsten Verbrechen ab und ich war jedes Mal ein Teil davon. Entweder wurde ich gewalttätig und grausam einer anderen Person gegenüber oder ich war das Opfer, welches durch seinen Peiniger höllische Qualen erleiden musste. Oft kamen auch sexuelle Praktiken dazu, die ich nicht weiter ausführen möchte. Das Schlimme daran war, dass ich mich fragte, ob diese Gedanken tatsächlich meine eigenen Erinnerungen waren. Ich war mir irgendwann nicht mehr sicher, ob ich gerade den Verstand verlor. Teilweise lag ich im Bett und konnte durch meine turbulenten Vorstellungen kaum noch einschlafen. Also ließ ich mir Strategien einfallen, die mich ablenkten. Diese halfen mir auch, meine Zwangsgedanken weitestgehend in den Griff zu bekommen. Allerdings stand ich immer unter Strom, weil ich permanent versuchte, meine Gedanken zu überspielen.

Ich begann, Haushaltsgegenstände zu zählen, sobald sich auch nur ein komischer Einfall meines Hirns näherte. Trat dann doch ein Gedanke auf, lenkte ich meine Konzentration auf meine Handlung und wiederholte diese so oft, bis ich an etwas anderes denken konnte. Wurde es zeitweilig stressiger, zählte ich nahezu alle Dinge, die mir in die Quere kamen. Egal, ob Kacheln, Muster, Punkte, Gegenstände – Hauptsache, ich war abgelenkt und beruhigte mich innerlich schnell wieder. Zu meinen schlimmsten Zeiten kam ich kaum noch dazu, das Haus zu verlassen, weil ich andauernd mit Zählen und Wiederholen beschäftigt war. Es gab Tage, da führte ich Handlungen bis zu zehnmal hintereinander aus. Kam ich dann durcheinander, musste ich wieder von vorn anfangen und die Zeit raste nur so dahin. Spontan auszugehen und mich mit meinen Freunden zu treffen, war zu diesem Zeitpunkt unvorstellbar. Die Zwangsgedanken ließen daraufhin zwar nach, aber ich hatte nun ein neues Problem, von dem ich nicht loskam.

Die Ablenkungsmethoden entwickelten sich ebenfalls zu einem Zwang und ich wollte diese aus Angst vor erneuten Zwangsgedanken nicht ablegen. Sie halfen mir und ich war froh, überhaupt eine Möglichkeit gefunden zu haben, die schrecklichen Gedanken loszuwerden. Der Wiederholungszwang ist bei mir heute noch besonders stark ausgeprägt und ich erwische mich oft dabei, dass ich übertreibe. Aber es ist lange nicht mehr so schlimm wie früher. Der Zählzwang tritt nur in bestimmten Situationen auf. Wenn ich beispielsweise gestresst bin, weil ich das Haus schnell verlassen muss oder mich etwas völlig Unerwartetes überrascht, muss ich mich dem Zählen hingeben. Für diesen Fall habe ich immer ein Armband mit Perlen an. Ich zähle dann die Perlen, bis die Entspannung zurückkehrt. Das ist ganz unauffällig und ich behindere mich selbst nicht, wenn ich unterwegs bin. Ich kann mich nämlich noch gut daran erinnern, wie ich auf einer Geburtstagsfeier auf die Toilette gegangen bin, da mir der ganze Trubel zu viel wurde. Ich habe daraufhin eine Stunde lang das Bad blockiert, weil ich mit dem Zählen der

Fliesen beschäftigt war, nur um die Anspannung loszuwerden. Ein Armband ist da doch die einfachere Variante und stört niemanden.

Vor einem halben Jahr habe ich mit meiner Therapie begonnen und ich merke schon jetzt, wie gut mir diese tut. Das Auftreten der Zwänge hat sich drastisch reduziert. Ab und an treten auch noch ein paar wirre Gedanken auf, denen ich aber nicht mehr so viel Bedeutung beimesse wie früher. Ich leide zwar immer noch unter einem Wiederholungs- und Zählzwang, aber ich gehe damit mittlerweile deutlich entspannter um. Die Therapie hilft mir, meine Zwänge zu verstehen und diese zu bekämpfen.

DYSFUNKTIONALE COPING-STRATEGIEN

Der Begriff Coping stammt aus der Psychologie und wird von dem englischen Verb „to cope with“ abgeleitet, welches übersetzt „etwas bewältigen, mit etwas klarkommen“ bedeutet. Dazu gehören Handlungen und Verhaltensstrategien, die in einer Krise hilfreich sein können. Gemeint ist damit, dass eine Person trotz schwieriger Lebensumstände nicht aufgibt und sich einen entsprechenden Lösungsweg sucht. Coping ist daher eine andere Bezeichnung für Stressmanagement und sehr wichtig für die Entwicklung eines jeden Menschen. Wenn jedoch die Fähigkeiten zum effektiven Coping fehlen, kann die betroffene Person nicht mit gesunden Methoden gegen den Stress vorgehen. Sie handelt also dysfunktional, nicht zweckmäßig und weniger zielführend. Sie greift eher auf Bewältigungsmethoden zurück, die weniger gut geeignet sind, um mit einer Stresssituation umzugehen. Die Coping-Strategien unterscheidet man deshalb in adaptiv (anpassungsfähig) und maladaptiv (unangepasst).

Adaptive Coping-Strategien

Funktionales Verhalten liegt dann vor, wenn sich die Person trotz eines Problems um eine sinnvolle Strategie bemüht. Das heißt, sie kann langfristig mit Stress umgehen, ohne sich selbst zu gefährden. Die Coping-Strategie wird erfolgreich in der Krise angewendet und führt dazu, dass es zu einer Verbesserung der Lebensumstände kommt. Ein Beispiel wäre ein Jobverlust, bei dem die betroffene Person sofort handelt und sich um eine weitere Arbeitsstelle kümmert.

Maladaptive/dysfunktionale Coping-Strategien

Ein bestehendes Problem wird bei der maladaptiven Coping-Strategie nicht genauer untersucht, sondern vielmehr kommt es zu weniger lösungsorientierten Ansätzen. Anstatt sich genauer mit der Ursache des Konfliktes zu beschäftigen, wird hier nach einfachen Ablenkungsmöglichkeiten gesucht. So können Vermeidungstaktiken schwere Folgen haben, weil sich die Person nur weiteren Belastungen aussetzt. Alkohol- und Drogenkonsum sind typische dysfunktionale Strategien, die zu einer Sucht und damit zu einer zusätzlichen Problematik führen können. Auch bestimmte Verhaltensstrategien, wie das Zählen von Gegenständen, können Zwangshandlungen begünstigen.

Anhand der vorherigen Erfahrungsberichte kann man deutlich sehen, wie Betroffene versuchen, ihre eigenen Coping-Strategien zu entwickeln. Allerdings sind die genutzten Vermeidungstaktiken eher in den Bereich der maladaptiven Coping-Strategien einzuordnen. Es kommt zu weiteren Zwängen, da die Methoden sich nicht mit dem Ursprung der Gedanken befassen, sondern diese verdrängen. Die Betroffenen können dann nicht mehr ohne ihre Rituale auskommen und müssen diese, wenn Zwangsgedanken auftreten, wiederholen. Nur so fühlen sie sich ihren Gedanken gewachsen. Die Furcht davor, noch einmal den düsteren Vorstellungen des Gehirns ausgeliefert zu sein, ist einfach zu groß. Deshalb muss eine möglichst schnelle und einfache Lösung her und die lautet: Ablenkung! Problematisch hierbei ist, dass die Handlungen, die sich die Betroffenen einfallen lassen, viel mehr Zeit in Anspruch nehmen als die bewusste Auseinandersetzung mit den Gedanken selbst. Der gesamte Tagesablauf richtet sich nach den zwanghaften Routinen und die Zwangsgedanken treten in den Hintergrund. Diese Zwangsgedanken werden durch zwanghafte Handlungen ersetzt, wobei sich diese wiederum als Hauptproblematik herauskristallisieren. Der Zustand der Betroffenen kann sich durch die anfänglich gut wirkenden Taktiken erheblich verschlechtern. So sind es nicht mehr Gedanken, die zu kleineren Einschränkungen führen, vielmehr tragen die Zwangshandlungen zu einer regelrechten Behinderung des Lebens bei.

EIN HÄUFIGER ZUSAMMENHANG – ZWANGSGEDANKEN UND ZWANGSHANDLUNGEN

Kommt es zu Zwangsgedanken, versuchen die Betroffenen oft, diese mittels Zwangshandlungen weitestgehend zu neutralisieren. So sollen diese Zwangshandlungen als Ablenkung dienen oder dazu beitragen, die Kontrolle wiederzuerlangen. Gerade weil diese Zwangsgedanken als eine Bedrohung angesehen werden, entwickeln die Betroffenen ihre eigenen Taktiken, um den negativen Zwangsimpulsen etwas entgegenzusetzen. Aus diesen Impulsen heraus entstehen dann wiederum Zwangshandlungen, welche jedoch nur für einen kurzen Moment von der lähmenden Angst ablenken. Die Anspannung wird kurzfristig reduziert, kann sich aber jederzeit wieder zeigen, sobald es zu einem neuen Anflug der Zwangsgedanken kommt. Werden neutralisierende Handlungen ausgeführt, nennt man diese erst Zwangshandlungen, wenn es zur Einschränkung des Lebensstils kommt. Das heißt, die Handlungen werden nicht als angenehm empfunden, sondern vielmehr als notwendige Last. Das Lesen eines Buches beispielsweise stellt keine Zwangshandlung dar, sondern dient zur legitimen Ablenkung und wirkt sich nicht negativ auf das Wohlbefinden des Betroffenen aus. Exzessives Wiederholen einzelner Tätigkeiten jedoch schon, weil diese zu einer großen Belastung im Tagesablauf werden können. Die betroffene Person lenkt ihre gesamte Aufmerksamkeit auf die Bekämpfung ihrer Zwangsgedanken und verliert das Wesentliche komplett aus den Augen.

Häufige Phänomene

Es gibt bestimmte Eigenschaften, die Menschen mit Zwangserkrankungen gemeinsam haben. Zwänge sind auf individuelle Erfahrungen zurückzuführen, doch fast immer weisen die Betroffenen ähnliche Verhaltensstrukturen auf. Zwangsgedanken sind fast immer der Auslöser für Zwangshandlungen, da diese im Kopf der Betroffenen für starke Angstgefühle verantwortlich sind. Durch Auftreten der Zwangsgedanken ergeben sich noch weitere typische Merkmale, über die nahezu jeder Patient berichtet.

- Es treten sogenannte „magische“ Gedanken auf, bei denen die Betroffenen Angst davor haben, dass eine Katastrophe eintritt, wenn sie bestimmte Denkweisen bzw. Handlungen an den Tag legen oder unterlassen.
- Ein permanenter „Grübelzwang“ über die eigene Persönlichkeit, das Verhalten und die auftretenden Gedanken entsteht.
- Das Gefühl des Kontrollverlustes sorgt für ein zwanghaftes Kontrollverhalten, damit sich der Betroffene wieder sicher fühlt. Bei Zwangsgedanken steht das krampfhafte Vermeiden der Gedanken im Vordergrund.
- Bei anhaltenden Symptomen zeigt sich eine deutliche Verminderung der Vitalität, Spontanität und der Lebensfreude.
- Gegen die Zwangsgedanken werden Abwehrmechanismen angewandt, damit diese nicht zu einem Kontrollverlust führen können.

- Ähnlich wie bei den „magischen" Gedanken haben die Betroffenen mit einem Realitätsverlust zu kämpfen. Sie glauben, dass ihre plötzlichen Vorstellungen ihren realen Erinnerungen entsprechen. Das schürt deren Ängste noch mehr.
- Weil sie sich als nicht normal ansehen, leiden Betroffene unter ausgeprägten negativen Gefühlen wie Schuld, Scham, Ekel oder Selbstzweifeln.
- Ängste treten auf, wenn sich die Zwangsgedanken zeigen oder die Zwangshandlungen nicht durchgeführt werden können.

Übersprungshandlungen

Mit Zwangsgedanken fällt es nicht immer leicht, logisch zu handeln. Durch plötzlich auftauchende Bilder im Kopf, welche vielleicht als bedrohlich eingestuft werden, wird beim Menschen das Grundbedürfnis nach Sicherheit ausgelöst. Demnach wird der Körper in einen Schreckzustand versetzt und es kann zu unbedachtem Verhalten kommen. Dieses Phänomen tritt genau deshalb auf, weil sich der Körper zwischen Flucht oder Kampf entscheiden muss. Diese Entscheidung kann dann nicht sofort gefällt werden und so tritt irrationales Verhalten ein. Die Nervosität sorgt dafür, dass der Mensch nicht mehr imstande ist, einen klaren Gedanken zu fassen. So werden Übersprungshandlungen typischerweise durch die folgenden Ereignisse hervorgerufen:

- Es besteht ein Konflikt zwischen zwei Handlungen, die eine gleiche Bedeutung haben
- Außergewöhnliche psychische Belastungen
- Eine vom Umfeld blockierte Handlung, welche voller Motivation verfolgt wurde

Interessanterweise führen nicht immer negative Gegebenheiten zu Übersprungshandlungen. So können auch freudigere Ereignisse wie ein Flirt oder eine Überraschung für Anspannung sorgen. Das Resultat sind meist sinnlose Handlungen, welche die eigene Nervosität überspielen sollten. So verhält es sich auch bei Zwangsgedanken, da diese einen Impuls freisetzen, welcher durch das spontane Entgegenwirken blockiert wird. Der Druck auf einen selbst wird durch Übersprungshandlungen minimiert, nur kann das Verhalten sich schlimmstenfalls sogar manifestieren und Zwangshandlungen entstehen lassen. Betroffene besitzen dann den unweigerlichen Drang, gegen ihre Zwangsgedanken anzukämpfen, und führen Handlungen aus, die keinen Sinn ergeben. Beispielsweise kann es in einem Streit passieren, dass die betroffene Person plötzlich aggressive Gedanken bekommt und diese durch das Putzen der Wohnung zu verdrängen versucht. Diese Person weiß sich dann nicht anders zu helfen und sucht sich eine Beschäftigung, die für Außenstehende nicht nachvollziehbar ist.

TYPISCHE KOMPENSATIONSVERSUCHE

Wenn Betroffene von Zwangsgedanken heimgesucht werden, versuchen sie ständig, einen Ausgleich zu finden, der ihnen dabei hilft, Selbstvorwürfe und Selbstzweifel loszuwerden. Diese Kompensationsversuche werden dazu genutzt, Minderwertigkeitsgefühle, aber auch Schuldgefühle zu eliminieren. Eine gesunde Kompensation zeichnet sich dadurch aus, dass sie eine positive Entschädigung für eine erbrachte Leistung oder auch das Erlebte ist. Nach einem harten Arbeitstag gönnt man sich gerne mal eine Auszeit– in Form eines entspannenden Bades oder einer kleinen Wellness-Behandlung. Urlaub nehmen gehört ebenfalls dazu und hilft dabei, sich wieder zu regenerieren sowie die Psyche zu entlasten. Alles, was der Gesundheit förderlich ist, wird als funktionale Kompensation, also als sinngemäß, bezeichnet. Ähnlich wie bei den Coping-Strategien gibt es hier auch den Gegenpart der Dysfunktionalität. Diese Kompensationsversuche tragen weniger zu einer Entlastung bei und besitzen vielmehr selbstschädigende Züge. Emotional behaftetes Essen wäre hierfür ein gutes Beispiel. Die übermäßige Aufnahme von Nahrungsmitteln in stressigen Momenten lässt den Betroffenen zunächst seine Anspannung kompensieren. Für die Gesundheit ist dieses Verhalten, wenn es regelmäßig vorkommt, jedoch äußerst schädlich. Nicht selten kommt es vor, dass durch Zwangsgedanken dysfunktionale Kompensationsversuche entstehen. Die Betroffenen versuchen, die damit verbundenen Emotionen mit den unterschiedlichsten Methoden auszugleichen. Sie finden jedoch in ihren schwachen Momenten nicht die richtigen Ansätze und greifen auf weniger nachhaltige Methoden zurück. Die gewählten Methoden funktionieren zwar anfangs, stellen sich im Nachhinein aber als Fehlentscheidung heraus. Das Putzen aller Oberflächen oder das Zählen von Gegenständen kann in einer Stresssituation zwar schnell beruhigen, behandelt jedoch das grundlegende Problem nicht. Hier kommt es nur zu einem weiteren Aufschub des Konfliktes. Wenn sich dieser wieder zeigt, nutzt der Betroffene die altbewährten Strategien. Eine Lösung findet er allerdings nicht, stattdessen treiben ihn seine Kompensationsversuche in Zwangshandlungen hinein.

Typische Kompensationsversuche bei Zwangsgedanken:

- Sobald sich eine Idee zeigt, versucht der Betroffene, mithilfe von bestimmten Handlungen die Gedanken zu verdrängen. Im Extremfall können auch Drogen oder Alkohol im Spiel sein.
- Rationales Denken ist dann kaum möglich und so können Übersprungshandlungen auftreten, die nichts mit dem Thema zu tun haben. Diese Handlungen im Affekt können gesundheitsschädigend oder sogar gefährlich sein.

***Beispiel**: Eine Frau verspürt plötzlich den Drang, aus dem Fenster zu springen, und nutzt als Kompensation das Rauchen einer Zigarette. Beide Komponenten haben nichts miteinander zu tun, die Maßnahme hilft aber beim Abbau der Stresshormone. Die Frau ist sich der schädlichen Wirkung einer Zigarette bewusst, kennt aber keinen anderen Ausweg. Trotz allem nimmt sie das Gesundheitsrisiko in Kauf, weil es ihr in der Situation wichtiger ist, die Panik schnell zu besiegen. Das eigentliche Problem bleibt unangetastet und wird deshalb irgendwann wieder in Erscheinung treten.*

- Suchtverhalten, egal, in welcher Form, kann eine Möglichkeit für die Betroffenen sein, mit ihren Gefühlen umzugehen.
- Vermeidungsverhalten oder Ersatzbefriedigungen reduzieren den Stress auf ein Minimum.
- Die Betroffenen entwickeln komplexe Rituale, um sich nicht mit ihren Problemen auseinandersetzen zu müssen.
- Wird der Betroffene durch ein traumatisches Erlebnis aus der Vergangenheit geplagt, versucht er, diese negativen Gefühle mit einem bestimmten Verhalten zu kompensieren, besonders dann, wenn sich die Gedanken nur noch um das Trauma drehen. Dieses Verhalten kann für Außenstehende abnormal und merkwürdig erscheinen.

Vermeidungssystem

Geraten wir Menschen in unangenehme Situationen, versuchen wir, diese zukünftig, wenn möglich, zu vermeiden. Diese Situationen verursachen in uns Unbehagen oder sind eine direkte Konfrontation mit unseren Schwächen. Der einfache Weg ist dann das Vermeidungsverhalten, denn damit sind wir auf der sicheren Seite. Es hat auch vielmehr mit Bequemlichkeit zu tun, denn wer möchte schon gerne den Spiegel vor Augen gehalten bekommen und nach Lösungsansätzen suchen? Keine Auseinandersetzung bedeutet, dass es auch keinen Stress mehr gibt. Genauso denken es sich auch Menschen mit Zwangsgedanken oder Zwangshandlungen. Der Unterschied ist allerdings, dass ein gesunder Mensch nicht völlig die Fassung verliert, wenn er doch noch in eine solche Situation gerät. Er ist immer noch in der Lage, lösungsorientiert zu denken, und wird trotz negativer Empfindungen seine Aufgaben meistern. Menschen, die unter Zwangserkrankungen leiden, fühlen sich vollkommen verloren, sobald sie sich ihren inneren Dämonen stellen sollen. Daher ist es für sie leichter, die Flucht zu ergreifen, anstatt nach vernünftigen Auswegen zu suchen. Gibt es bestimmte Trigger (Auslöser) in ihrem Leben, die Ängste auslösen, werden die Betroffenen diese ausnahmslos aus ihrem Leben streichen, auch wenn das für sie ein totaler Rückzug aus dem sozialen Leben bedeutet. Sie denken weit voraus und möchten sich selbst vor den möglichen Gefahren schützen, die in der Umwelt auf sie lauern könnten. Das Verhalten der Betroffenen führt zu immensen Einschränkungen im Alltag und hat zur Folge, dass sie keine Krisen mehr meistern können. Eben weil die Betroffenen in ihren Vermeidungsstrategien so festgefahren sind, entwickeln sie weitere Ängste, welche sich durch körperliche Symptome wie Schweißausbrüche äußern können. Alles dreht sich nur noch darum, wie unangenehme Gedanken und Gefühle vermieden werden können. Es ist somit ein Zusammenspiel von Zwängen und Phobien, das von den Zwangsgedanken ausgelöst wird, die den Betroffenen das Leben schwer machen.

Rituale

Zum gefühlt hundertsten Mal wäscht sich Martina nun schon die Hände. Es fühlt sich für sie an, als ob der Schmutz auf ihrer Haut festsitzt. Und dabei sind ihre Hände schon völlig rot und gereizt vom vielen Waschen. „Ich muss mir mindestens dreimal hintereinander die Hände waschen, wenn ich meine Wohnung betrete", sagt sie mit zitternder Stimme. Es ist eine Qual für sie, doch sie kann ihre Rituale nicht einfach vernachlässigen, sonst geht es ihr psychisch schlecht. „Jemandem die Hände zu schütteln, ist für mich unvorstellbar. Ich fasse auch außerhalb meiner Wohnung kaum etwas an. Für den Fall der Fälle habe ich immer Handschuhe dabei." Martina trocknet ihre rissigen Hände ab und putzt gleich darauf das Waschbecken. Die Keime von ihren Händen könnten sich schließlich noch im Badezimmer verteilen. Nach dem Putzen wäscht sie sich abermals die Hände und erst dann wirkt sie einigermaßen zufrieden. „Ich muss das jeden Tag so machen und ich habe bei fast allem, was ich tue, eine strenge Reihenfolge. Wenn ich die nicht einhalte, dann bringt mich das aus dem Konzept und mein Tag ist ruiniert."

Wenn Betroffene ihre eigenen Rituale festlegen, dann bleibt kein Spielraum für Nachlässigkeiten. Die Durchführung der selbsternannten Regeln und Vorgaben kann Stunden dauern und fordert die gesamte Aufmerksamkeit der Betroffenen. Die Rituale beherrschen den gesamten Alltag und dürfen keinesfalls unterbrochen werden. Geschieht dies dennoch, dann machen die Betroffenen keine Ausnahmen, sondern gehen strikt nach Plan vor. Andernfalls käme es zu einem erhöhten Risiko, der altbekannten Angst wieder entgegentreten zu müssen. Das möchten die Betroffenen unbedingt vermeiden und holen sämtliche Handlungen als Vorsichtsmaßnahme nach, auch wenn dies gehörig viel Zeit in Anspruch nimmt. So können Zwangsrituale für einen außenstehenden Beobachter klar ersichtlich sein oder aber auch im Verborgenen stattfinden. Es kommt immer auf die Art und Weise der Zwangsstörung an. Ein Zählzwang fällt daher weniger auf als ein Ordnungszwang. Versteckte Rituale sind tückisch, denn sie fallen kaum auf und werden deshalb vom Umfeld sehr spät oder gar nicht erkannt. Diese Rituale spielen sich hauptsächlich in Gedanken ab, haben aber großen Einfluss auf die Wahrnehmung der Betroffenen. Aus plötzlichen Zwangsgedanken können sich dann kognitive Zwangsrituale entwickeln, die ein Gedankenkarussell auslösen, aus dem der Betroffene nur sehr schwer wieder herauskommt.

Sara kommt aus einer eher konservativen Familie und leidet seit einiger Zeit unter sexuellen Zwangsgedanken in Kombination mit einem Kontrollzwang. Sie ist sich nicht sicher, ob sie lesbisch ist, hat aber wahnsinnige Angst davor, denn ihre Familie würde sich in diesem Falle von ihr abwenden. Also grübelt sie ständig über ihre sexuellen Neigungen und konfrontiert sich regelmäßig in Gedanken mit Homosexualität. Sie will feststellen, ob sie sich zu Männern oder Frauen hingezogen fühlt, und geht in Gedanken alle möglichen Frauen durch, die eine sexuelle Anziehungskraft auf sie haben könnten. Dabei weiß sie ganz genau, dass sie heterosexuell ist. Doch ihre Zwangsgedanken blitzen fast jeden Tag auf und die Vorstellung von Geschlechtsverkehr mit anderen Frauen drängt sich ihr in den Kopf.

Denken ist genau genommen unsichtbar und kann in jeder Situation durchgeführt werden, ohne dass jemand dies bemerkt. Deshalb sind versteckte Zwangsrituale schwer zu behandeln. Die Patienten können jederzeit in alte Muster zurückfallen, weil das Denken keinen physischen Hindernissen unterliegt. Bei sichtbaren Ritualen kann das Umfeld oder auch der Therapeut dafür sorgen, dass diese unterlassen werden. Bei kognitiven Ritualen ist das kaum möglich.

Therapien & ihre Wirkung

Die Erfolgschancen für eine Therapie sind am höchsten, wenn die Zwangserkrankung noch nicht so weit fortgeschritten ist. Die Wirksamkeit einer Therapie hängt auch immer vom Betroffenen ab, also davon, wie einsichtig und ehrlich der Patient zu sich selbst ist. Widersetzt sich der Patient seiner Behandlung, dann ist es fraglich, ob er für eine Veränderung überhaupt bereit ist. Hat er sich bewusst dazu entschlossen, seine Zwangserkrankung zu bekämpfen, stehen ihm verschiedene Wege zur Verfügung. Diese Therapiemethoden erläutere ich Ihnen genauer in diesem Kapitel.

Eine Kombination von Antidepressiva mit einer Psychotherapie ist für die Behandlung von Zwangsgedanken meist hilfreicher, als wenn nur eine Therapieform verwendet wird. Dabei werden anhand einer Verhaltenstherapie die Zwangsgedanken näher analysiert und mithilfe der Antidepressiva depressive Episoden gehemmt. Sinn und Zweck der Therapie ist es, die Krankheit zu verstehen und den auftretenden Impulsen entgegenzuwirken. Viele Patienten machen durch die Stärkung ihrer eigenen Psyche große Fortschritte und fühlen sich von ihren Gedanken nicht mehr bedroht. Diese treten dann weniger in Erscheinung und das gesamte Leben wird positiv beeinflusst. Auch, wenn Zwangsgedanken durch die Therapiemaßnahmen nicht verschwinden, lohnt es sich dennoch zu jeder Zeit, eine geeignete Behandlung zu beginnen. Dabei ist es nicht von Bedeutung, wie lange die Krankheit schon besteht, sondern ob die Bereitschaft zur Therapie vorhanden ist.

VERHALTENSTHERAPIE

Bei dieser Therapiemethode wird der Fokus auf das Verhalten des Patienten gelenkt. Wie wirken sich die Zwangsgedanken auf seinen Alltag und seine Handlungen aus? Welche Möglichkeiten gibt es, neues Verhalten zu etablieren und ein altes zu ersetzen? Die Verhaltenstherapie stützt sich auf der Annahme, dass störendes Verhalten erlernt wurde, aber auch durch einen weiteren Lernprozess wieder ersetzt werden kann. Kognitive Ansätze, also das Erkennen tiefenpsychologischer Vorgänge, werden hier weniger behandelt, sondern vielmehr ist die Auseinandersetzung mit den eigenen Defiziten von zentraler Bedeutung. Diese Defizite werden anhand des Verhaltens beobachtet, analysiert und es wird versucht, diese mithilfe geeigneter Behandlungsmaßnahmen zu verändern. In Bezug auf Zwangsgedanken kann die klassische Verhaltenstherapie nicht so viel bewirken, da Zwangsgedanken immer einen Ursprung besitzen und nicht wirklich durch Änderung des Verhaltens verringert werden können. Die Zwangsgedanken verlagern sich eher auf einen anderen Zeitpunkt, weil der Patient sich nicht mit der Ergründung seiner Probleme befasst, sondern lediglich etwas an seinen Reaktionen verändert.

GRUPPENTHERAPIE

Die Gruppentherapie kann bei vielen psychischen Erkrankungen eine gute Behandlungsmöglichkeit sein. Zudem ist sie auch kostengünstiger als eine Einzeltherapie. Therapieplätze können somit schneller vergeben werden, weil mehrere Patienten beteiligt sind. Bei dieser Therapieform kommen Patienten zusammen und berichten über ihre Erkrankung. Die Sitzungen werden von einem Therapeuten geleitet, wobei dieser den Teilnehmern den meisten Handlungsspielraum einräumt. Der Austausch mit Gleichgesinnten kann anderen Betroffenen besonders gut helfen, weil sie sich erstmals verstanden fühlen und gleichzeitig die Sichtweisen der anderen kennenlernen.

Die Erfahrungen und Fortschritte der anderen Patienten können die Motivation steigern und es entsteht eine Gruppendynamik, die für den positiven Verlauf von Zwangsgedanken und Zwangsstörungen förderlich ist. Jeder Therapieteilnehmer profitiert von den Erfahrungen und Erzählungen der Gruppe, da sich der eigene Horizont erweitert und man sich nicht allein fühlt. Außerdem werden Fähigkeiten wie Empathie, Kritikfähigkeit und das Selbstbewusstsein trainiert. Natürlich gibt es auch Nachteile bei einer Gruppentherapie, die aber nicht immer auftreten müssen. So kann es manchen Menschen sehr schwerfallen, sich vor fremden Personen zu öffnen und über ihre Probleme zu sprechen. Das kann anfangs ungewohnt sein und vielleicht sogar in der Gruppe zu Konflikten führen. Haben die Teilnehmer von den detaillierten Zwangsgedanken der anderen Patienten erfahren, können sich diese übertragen und zu neuen Zwangsgedanken entwickeln. Auch ist es möglich, dass aus der Gruppentherapie ein sekundärer Krankheitsgewinn entsteht, weil die Betroffenen ihre Erkrankung für mehr Aufmerksamkeit einsetzen und diese dann natürlich auch von den anderen Patienten bekommen. Zudem ist die Gruppentherapie nicht so intensiv wie eine Einzeltherapie, da der Therapeut bei der Betreuung weniger auf die individuellen Bedürfnisse eingehen kann. Damit eine Gruppentherapie funktioniert, müssen die Patienten dazu bereit sein, auf andere Menschen zuzugehen, und die Fähigkeit besitzen, über ihre eigenen Probleme zu sprechen. Ist dies nicht der Fall, würde eine Einzeltherapie entsprechend sinnvoller sein.

HERKÖMMLICHE THERAPIEN

Liegen neben den Zwangsgedanken auch noch Depressionen vor, könnte der Einsatz von Antidepressiva notwendig sein. Die medikamentöse Therapie wird oft ergänzend zu einer kognitiven Verhaltenstherapie angewandt, weil Depressionen die Erfolgschancen drastisch reduzieren können. Es können aber auch noch zusätzliche ergänzende Therapien infrage kommen, wenn weitere psychische Erkrankungen vorliegen. Gerade bei vorliegenden Traumata empfiehlt sich noch eine Psychotherapie, die den Erlebnissen auf den Grund geht. So können beispielsweise auch Hypnoseverfahren eingesetzt werden, um Süchte oder Zwänge zu reduzieren. Wichtig ist es, hier in jedem Fall Ursachenforschung zu betreiben und alle möglichen Behandlungsmaßnahmen auszuschöpfen, damit Zwangsgedanken oder psychische Erkrankungen rechtzeitig behandelt werden.

KOGNITIVE VERHALTENSTHERAPIE

Neben allen möglichen Therapieverfahren bei Zwangsgedanken stellte sich die kognitive Verhaltenstherapie als sehr wirksam heraus. Sie ist eine Form der klassischen Verhaltenstherapie und beinhaltet Kognitionen, welche Gedanken, Einstellungen sowie Überzeugungen umfasst, die der Patient ergründen muss. Der Patient berichtet zunächst von seiner Lebenssituation, seinen Symptomen und seinen Ängsten, um den Grad der Erkrankung besser einordnen zu können. Der Therapeut sammelt wiederum ausreichend Informationen zur Symptomatik und versucht, sich daraufhin ein Gesamtbild zu machen.

Wichtig für ihn ist, wann die Zwangsgedanken auftreten und in welchen Situationen. Gibt es bestimmte Faktoren, die für die Zwangsgedanken verantwortlich sein könnten, und werden bereits gewisse Situationen vermieden? Auch der Patient wird umfassend über sein Krankheitsbild beraten und erarbeitet zusammen mit dem Therapeuten verhaltensorientierte Lösungsansätze, aber auch Entspannungsmethoden. Der Patient muss sich zudem seinen Zwängen stellen, auch wenn dies für ihn eine große Herausforderung darstellt. Im Vordergrund der Therapie stehen dennoch die kognitiven Ansätze, wobei der Patient auch verstehen muss, wie seine Krankheit funktioniert und was er aktiv dagegen unternehmen kann. Auch die Impulskontrolle und die Selbstregulation werden hier besonders gut gefördert, sodass es dem Patienten nach einiger Zeit gelingt, mit seiner Erkrankung auszukommen.

PSYCHOTHERAPIE

Im Vergleich zu der kognitiven Verhaltenstherapie zielt die tiefenpsychologisch fundierte Psychotherapie auf die zugrundeliegenden Problematiken der Zwangserkrankung ab. Sie stützt sich nicht auf die Hilfe zur Selbsthilfe, wie es bei der kognitiven Verhaltenstherapie der Fall ist, sondern sucht nach Ursachen, die für den Heilungsprozess von Bedeutung sein könnten. Dabei geht es primär darum, die jetzigen Hindernisse und Konflikte aus dem Weg zu räumen, indem der Therapeut beim Patienten unterbewusste Motive und Wünsche hinterfragt. Abgrenzend gibt es noch die psychoanalytische Therapie, bei der das Ziel die Umstrukturierung der Persönlichkeit ist. Diese Behandlung kann sich mitunter über viele Jahre hinziehen. Da es bei beiden Therapieformen hauptsächlich um das Verständnis auslösender Problematiken geht, wird der Impulskontrolle wenig Beachtung geschenkt. Diese sollte aber bei Zwangsgedanken oder auch Zwangserkrankungen eingehend behandelt werden, damit es dem Patienten gelingt, sein Verhalten zu verbessern.

Selbsthilfe für Zwangsgedanken

DAS EMOTIONAL-NEUROLINGUISTISCHE TRAININGSPROGRAMM

In den vorherigen Kapiteln haben Sie umfassende Informationen über Zwangserkrankungen erhalten. Diese Informationen helfen Ihnen, Zwangsgedanken sowie Zwangshandlungen besser zu verstehen. Sind Sie selbst betroffen oder möchten Sie einer nahestehenden Person weiterhelfen, ist es von Vorteil, wenn Sie sich noch näher mit dem Zusammenspiel von Emotionen und Gedanken auseinandersetzen. Dieses Kapitel geht genauer auf die Wirkung und Neupositionierung vorhandener Glaubenssätze, aber auch Gefühle ein. Im Grunde beginnen Sie nun mit Ihrer individuellen Selbsthilfe und können geschickt die Werkzeuge nutzen, die ich Ihnen vorstelle. So ersetzen diese Techniken keinesfalls eine fundierte Verhaltenstherapie, können aber unterstützend dazu genutzt werden. Im Fokus stehen natürlich Ihre eigenen Emotionen und wie Sie am besten mit diesen verfahren sollten. Dazu werden Sie sich näher mit Ihrer Wahrnehmung beschäftigen und selbstständig Maßnahmen erarbeiten, mit denen Sie Ihre Gefühle unter Kontrolle halten können. Das Bewusstsein für die eigenen Emotionen müssen Sie neu erlernen, um diese in die richtige Richtung lenken zu können. Dieser Praxisteil stützt sich zusätzlich auf das Konzept der neurolinguistischen Programmierung, kurz NLP. Das Neurolinguistische Programmieren geht von der Annahme aus, dass jegliche Vorgänge im Gehirn durch eine offene Kommunikation mit sich selbst veränderbar sind. Dazu bedarf es bestimmter Techniken, die den Denkprozess in eine andere Richtung lenken und neue Gewohnheiten sowie Einstellungen etablieren.

In den Siebzigern haben der Psychologe Richard Bandler und der Linguist John Grinder ein neues psychologisches Verfahren entwickelt, welches die Patienten stärker in den Wirkungsprozess miteinbezieht. Dieses Verfahren basierte auf kommunikativen Aspekten, wobei sich die Patienten selbst unterstützen konnten. Im Vordergrund standen sprachliche und verhaltenstechnische Punkte, die es zu analysieren und zu ersetzen galt. So wurde die These bekräftigt, dass nicht allein die Therapieform zum Erfolg führe, sondern vielmehr eine Kombination aus NLP und tiefenpsychologischen sowie psychoanalytischen Verfahren.

NLP-Grundannahmen:

- Jeder Mensch ist dazu in der Lage, sich zu verändern.
- Für eine Veränderung besitzt jeder Mensch die entsprechenden Werkzeuge.
- Funktioniert eine Methode nicht, wird einfach eine andere ausprobiert.
- Niederlagen werden nicht als Versagen angesehen, sondern nur als hilfreiches Feedback.
- Hat ein Mensch etwas erreicht, kann es jeder schaffen.
- Man kann nicht nicht kommunizieren.
- Erhält man eine Reaktion, lässt diese auf die Qualität der eigenen Kommunikation schließen.

- Kein Mensch ist wie der andere. Die Einzigartigkeit verlangt nach individuellen Methoden.
- Jedes Verhalten gibt Aufschluss über die Situation.
- Positive Absichten sind beim Menschen immer vorhanden, auch wenn es zunächst nicht so scheint.
- Das Zusammenspiel von Geist, Körper und Umwelt ist maßgeblich für alle Geschehnisse.

Warum NLP?

Veränderungen können durch NLP leichter und effektiver erreicht werden, da diese Methode zahlreiche Möglichkeiten bietet. Vorhandene Fähigkeiten einer Person werden effektiv genutzt, um ein bestmögliches Ergebnis zu erzielen. Doch NLP ist nicht nur als Kommunikationswerkzeug anzusehen, sondern es steckt viel mehr Potenzial in dieser psychologischen Methode. Wenn Sie NLP nutzen, haben Sie ein machtvolles Hilfsmittel an der Hand, welches Ihnen dabei hilft, Probleme zu lösen und Ihre Ziele zu erreichen. Die Persönlichkeitsentwicklung und das Verstehen der eigenen Zwänge sind mithilfe von NLP einfacher zu bewerkstelligen. Mithilfe von NLP lernen Sie sich selbst besser kennen und finden zudem heraus, wie Sie in Zukunft Schwierigkeiten besser meistern können. Heutzutage werden die Methoden des NLP in allen Bereichen eingesetzt, wo Verbesserungspotenzial besteht. Ausgebildete Trainer und Coaches unterstützen mit NLP Führungskräfte aus allen Branchenbereichen, aber auch Pädagogen haben in ihrer täglichen Arbeit mit diesen Methoden zu tun. Gelingt es, NLP erfolgreich in Beruf und Privatleben anzuwenden, kann dies die eigene Lebenssituation erheblich verbessern.

EMOTIONEN: DIE TRIEBFEDER UNSERES HANDELNS

Egal, wie sehr Sie sich auch anstrengen, Sie werden immer Emotionen verspüren, wenn Sie durch äußere Reize stimuliert werden. Sozusagen sind Emotionen ein Alarmsystem des Körpers, woraus sich langsam Gefühle entwickeln. Gefühle und Emotionen sind daher nicht gleichzusetzen und haben im Gehirn auch einen unterschiedlichen Ursprung. Während Emotionen dem limbischen System des Gehirns entspringen – dem Bereich, der für Urinstinkte verantwortlich ist –, treten Gefühle im Frontallappen des Gehirns auf. Dieser Teil des Gehirns sorgt dafür, dass wir Menschen zu Handlungen fähig sind und diese auch vorausplanen können. Gefühle sind deshalb steuerbar und können beeinflusst werden – Emotionen dagegen weniger, weil diese aus dem Affekt heraus auftreten.

Sehen wir uns die Wirkungsweise der Emotionen an, können wir feststellen, dass diese wie ein Antrieb wirken und unterschiedliches Verhalten in Gang bringen. Auch wenn jemand krampfhaft versucht, seine Emotionen zu unterdrücken, verrät er sich dennoch durch seine Körpersprache. So sind emotionale Reaktionen auch immer eine Reaktion des Körpers. Der berühmte Neurobiologe Gerald Hüther beschäftigt sich schon seit Jahren mit dem Zusammenspiel der Emotionen und des Körpers. So ist er der Auffassung, dass Emotionen ein Spiegel der menschlichen Seele sind. Unterdrücken Menschen ihre emotionalen Botschaften, dann verlieren sie den Kontakt zu sich selbst. Sie wären dann nicht mehr imstande, etwas zu fühlen, weil sie nur noch funktionieren würden. Das hat zur Folge, dass starker Stress entsteht und der Körper zu Affekthandlungen neigt. Sie konnten diesen Zusammenhang sicherlich schon bei sich selbst beobachten. Nach einer stressigen Phase fiel es Ihnen umso schwerer, besonnen auf negative Reize zu reagieren, weil Sie Ihre Bedürfnisse hinten angestellt haben. Fehlt dann noch das positive Mindset und Sie sind angespannt und gereizt, kann eine einzelne Emotion Sie völlig aus der Bahn werfen. Damit das nicht passiert, gibt es hilfreiche Techniken, die Sie dabei unterstützen, Ihre Emotionen wahrzunehmen und auch Ihr Verhalten zu kontrollieren.

Emotionen wahrnehmen – 5 Techniken

Tagtäglich werden Sie mit Ihren Emotionen konfrontiert. Auch, wenn Sie diese zeitweise nicht so intensiv erleben, sind diese Emotionen ein wichtiger Bestandteil Ihrer Persönlichkeit. Der richtige Umgang mit Ihren Emotionen kann Ihnen dabei helfen, ein bewussteres und entspannteres Leben zu führen. Schon von klein auf wurden Sie mit Emotionen ausgestattet, aber wussten nicht sofort, wie Sie mit diesen verfahren sollten. Kindern wurde immer nur beigebracht, welche Gefühlsregungen unerwünscht sind, aber nie haben sie wirklich gelernt, wie sie mit Emotionen umgehen sollen. Vielen Erwachsenen fällt es heute noch schwer, ihre emotionalen Impulse zu verstehen. Meist besteht nur der Drang, diese zu vermeiden, und so kommt es zur Entfremdung der eigenen Bedürfnisse. Mit allen Mitteln wird dann versucht, in das bestimmte Schema hineinzupassen, welches das Umfeld vorgibt. Jemand, der sich seinen Emotionen hingibt, gilt in der Gesellschaft als schwach und unkontrolliert. Wut oder Groll zu empfinden ist verpönt und wenn daraus noch fragwürdige Handlungen entstehen, trifft der Mensch kaum noch auf Akzeptanz. Aber was, wenn gerade die bewusste Wahrnehmung der Emotionen das eigene Verhalten verbessern kann? Wenn Sie Ihre Emotionen annehmen, wie sie sind, haben Sie ein viel größeres Verständnis für Ihre daraus resultierenden Gefühle. Gerade bei Zwangsgedanken sollten Sie Ihre Emotionen und Gefühle nicht unterdrücken, denn Sie haben das Recht auf Ihre Empfindungen. Sie können die Wahrnehmung Ihrer Emotionen mit den folgenden fünf Techniken verbessern:

Achtsamkeit

Schenken Sie Ihren Emotionen Aufmerksamkeit und versuchen Sie, diese keineswegs in irgendeiner Form zu unterdrücken. Es hilft Ihnen nicht, wenn Sie sich zu verstellen versuchen, denn auch mit einem perfekten Pokerface werden Sie sich früher oder später durch einzelne Details verraten. Außerdem brauchen Sie sich nicht für Ihre Emotionen zu schämen, denn diese gehören zu Ihrer Persönlichkeit. Zeigen Sie auch Ihrem Umfeld ehrlich, wie es in Ihnen aussieht. Das macht Sie authentischer. Wichtig für Sie ist auch die Erkenntnis, ob Ihre Emotionen zu drastischen Verhaltensauffälligkeiten führen und durch welche Handlungen sich diese äußern. Versuchen Sie, sich beim nächsten Gefühlsausbruch selbst zu beobachten, und benennen Sie dabei Ihre körperlichen Symptome. Das hilft Ihnen, Ihre Emotionen einzuordnen, und vor allem, diese zu realisieren. Wenn Sie achtsam mit sich selbst umgehen, werden Sie lernen, angemessen auf Ihre Emotionen zu reagieren.

Gefühle und Emotionen erkennen

Dass es einen grundlegenden Unterschied zwischen Gefühlen und Emotionen gibt, wissen Sie bereits. Emotionen sind temporär und kurzlebig, während Gefühle über einen längeren Zeitraum bestehen bleiben. Emotionen lösen spontane Reaktionen oder Handlungen aus, während sich Gefühle aus Erlebnissen herausbilden. Im weiteren Schritt zu einer besseren Wahrnehmung geht es darum, Ihre Gefühle und Emotionen zu erkennen. Sie müssen nun lernen, in welche Kategorien Sie Ihre Gefühlswelt einordnen und welche Gefühle aus den vorhandenen Emotionen entstanden sind. Dabei kann Ihnen ein Tagebuch, in dem Sie Ihre Emotionen notieren und anschließend analysieren, sehr helfen. Fragen Sie sich, weshalb Ihre Emotionen entstanden sein könnten und welche Gefühle Sie im Anschluss damit verbinden. Für Emotionen gibt es eine begrenzte Anzahl an Möglichkeiten, Gefühle jedoch sind vielschichtiger und deshalb existieren davon unzählige. Versuchen Sie, die typischen Merkmale Ihrer Emotionen zu identifizieren. Dazu habe ich hier eine kleine Übersicht für Sie:

Wut	Ärger und Groll werden immer dann empfunden, wenn sich eine Person ungerecht behandelt fühlt oder sie ihren Bedürfnissen nicht nachgehen kann. Diese Wut kann auch in Gefahrensituationen entstehen und zu einem Angriffsverhalten führen.
Traurigkeit	Durch einen Verlust kann tiefe Trauer entstehen. Auch durch Ablehnung der Umwelt kommt es zur Unzufriedenheit und Traurigkeit.
Angst	Kommt es zu einer gefährlichen Situation, wird automatisch Angst erlebt. Diese äußert sich durch einen Mangel an Sicherheit.
Freude	Besonders schöne Ereignisse lösen angenehme Empfindungen aus und diese werden natürlich sehr gerne nach außen gezeigt.

Fokus verändern

Machen Sie sich bewusst, welche Empfindungen bei Ihnen zum Vorschein kommen. Befreien Sie sich von dem Gedanken, dass es falsche und richtige Emotionen gibt. Jede Emotion hat ihre Daseinsberechtigung und Sie sollten diese annehmen, wie sie ist. Auch, wenn Ihnen Ihre Erziehung suggerieren möchte, dass bestimmte Gefühlsregungen und Impulse nicht in Ordnung sind, sollten Sie Ihren Blickwinkel ändern. Denken Sie beispielsweise an ein Kind, welches seinen Emotionen hilflos ausgeliefert ist und überhaupt nicht weiß, wie es mit diesen umgehen soll. Hier sind die Eltern in der Verantwortung, den korrekten Umgang mit Emotionen zu vermitteln. Dabei dürfen diese Emotionen keinesfalls abgewertet oder überhaupt bewertet werden.

Meistens sieht die Realität jedoch anders aus, denn der Mensch soll sich so gut es geht anpassen. Das wird in unserer Gesellschaft schon den Kleinsten beigebracht. Verspürt eine Person Wut und zeigen sich Überreaktionen des Körpers, hat diese Person sich schnellstens wieder in den Griff zu kriegen. Sie wird indirekt unter Druck gesetzt, weil Ihre Emotionen nicht ins Weltbild passen. Dieser Umstand suggeriert leider fälschlicherweise, dass es gute und schlechte Emotionen gibt. Doch keine Emotion ist annähernd zu bewerten. Emotionen sind Urinstinkte, die in Erscheinung treten, wenn es zu äußeren Reizen kommt. Entscheidend ist vielmehr der Umgang mit den eigenen Empfindungen. Entsteht daraus eine aggressive Handlung, ist diese selbstverständlich nicht hinnehmbar, die Emotion dahinter allerdings schon. Sehen Sie Ihre Emotionen daher als einen Teil von Ihnen an, der Aufmerksamkeit verdient und nicht in irgendeine gesellschaftliche Schublade gesteckt werden sollte.

Sorgen und Ängste zulassen

Angst ist etwas, das jeder Mensch in seinem Leben verspürt. Sie werden sicherlich viele Situationen im Leben gemeistert haben, in denen Sie es mit der Angst zu tun bekamen. Sei es eine Veränderung oder ein bestimmtes Ereignis, Ängste entstehen immer dann, wenn der Mensch sich aus seiner Komfortzone begeben muss. Unbekanntes wirkt zunächst bedrohlich und kann Unsicherheit und Zweifel auslösen. Das ist ein ganz normaler Vorgang im Körper, denn dieser befindet sich durch die aufkeimende Angst in einem Alarmzustand, wodurch die Konzentration erhöht wird. Evolutionär gesehen sichert der Angstmechanismus das Überleben des Menschen, denn mit diesem konnte er sich vor drohenden Gefahren, schützen. Seine Aufmerksamkeit richtete sich ganz auf die Bedrohung und ließ ihn so rechtzeitig reagieren.

Heutzutage sind die meisten Ängste unbegründet, denn wir Menschen sind kaum noch großen Bedrohungen ausgesetzt. So können krankhafte Ängste dem Körper zu schaffen machen, wenn diese bewusst unterdrückt werden. Versuchen Sie, Ihre persönlichen Ängste zu überdenken, und stufen Sie diese nach Ihrer realen Bedrohlichkeit ein. Wenn Sie von Ihrer Angst übermannt werden, gehen Sie nicht den Weg des geringsten Widerstandes und versuchen Sie nicht, diese zurückzuhalten oder gar durch Vermeidungstaktiken in Schach zu halten. Setzen Sie sich stattdessen bewusst mit diesen Ängsten und Sorgen auseinander. Gehen Sie unbedingt auf Konfrontationskurs und erleben Sie Ihre Angst bewusst: Wie fühlen Sie sich dabei? Wovor haben Sie gerade Angst und welche Symptome weist Ihr Körper in Angstsituationen auf? Was können Sie tun, um Ihre Angst zu überwinden? Was wäre das schlimmste Szenario und wie wahrscheinlich ist dieses? Ist Ihre Angst vielleicht völlig unbegründet?

Stellen Sie sich diese Fragen, sobald Sie merken, dass sich ein flaues Gefühl in Ihnen anbahnt. Gehen Sie keinesfalls dazu über, nach Ablenkungen zu suchen, denn dann verschiebt sich die Angst auf einen späteren Zeitpunkt und wird vielleicht noch weiter wachsen. Wenn Sie sich regelmäßig Ihren Ängsten stellen, dann werden diese nach und nach schrumpfen. Irgendwann werden Sie erkennen, dass Ihre Furcht nur zu einer Blockade geführt hat und Sie sich selbst dabei im Weg standen. Es ist gerade bei Zwangsgedanken wichtig, dass Sie Ihre Ängste wahrnehmen und nicht durch Zwangshandlungen versuchen, sie zu verdrängen. Ihre Gedanken lösen in Ihnen zwar Ängste aus, doch wenn Sie ehrlich sind, besteht zu diesem Zeitpunkt keine wirkliche Bedrohung für Sie. Das müssen Sie sich klarmachen. Sie können auch, sobald sich Ihre Zwangsgedanken zeigen, innerlich ein Mantra wiederholen, etwas wie „Meine Gedanken sind keine Handlungen und stellen keine akute Gefahr dar.“ Vielleicht kann Ihnen dieses Mantra schon dabei helfen, sich zu beruhigen.

Selbstreflexion

Beobachten Sie sich einmal, wenn Ihre Emotionen überkochen. Richten Sie Ihre Aufmerksamkeit auf Ihre körperlichen Reaktionen und auch auf Ihr Verhalten. Zudem kann es für Sie hilfreich sein, die

Situation an sich zu analysieren, die zu Ihren Empfindungen geführt hat. Überlegen Sie genau, was Sie tun können, um mit Ihren Emotionen in Einklang zu leben. Dazu gehören allerdings keine Vermeidungsstrategien, sondern Ideen und Maßnahmen, wie Sie in Zukunft mit Ihren Emotionen verfahren möchten. Wenn Sie sich zuvor ein umfassendes Bild von Ihren Emotionen und den Auslösern machen, können Sie Ihre Gedanken und Ihr Verhalten besser nachvollziehen. Denken Sie auch in die Vergangenheit zurück und reflektieren Sie Ihr damaliges Vorgehen: Welche Fehler sind Ihnen unterlaufen und zu welchem Verhalten haben Sie sich hinreißen lassen? Was möchten Sie in Zukunft ändern und wie erreichen Sie Ihre Ziele? Haben Sie Ihre Gedanken schwarz auf weiß vor sich liegen, können Sie eine Veränderung leichter anstreben, weil Sie Ihr Vorhaben klar strukturiert haben.

Emotionen bewertungsfrei anerkennen

Sobald Sie Ihre Emotionen identifiziert haben, gehen Sie zum nächsten Schritt über – Ihre Emotionen willkommen heißen. Sie müssen lernen, dass Ihre Emotionen unangenehm sein, aber gleichzeitig auch etwas Positives mit sich bringen können. Vielleicht kommen Sie zu neuen Erkenntnissen oder lernen etwas über Ihre Persönlichkeit dazu. Auf jeden Fall reduzieren Sie psychische Belastungen, wenn Sie Ihre Emotionen akzeptieren. Auch wenn es für einen kurzen Moment nicht so rosig aussieht, wird Ihnen die Auseinandersetzung mit Ihren Empfindungen auf Dauer guttun. Außerdem werden Sie lernen, dass Emotionen vorbeigehen und sich Ihre Fähigkeiten verbessern, je mehr Sie Ihre Emotionen aufarbeiten. Seien Sie achtsam mit sich selbst, schauen Sie liebevoll auf Ihre Empfindungen und schenken Sie sich selbst Mitgefühl. Diese Fähigkeit ermöglicht es Ihnen, eine neue Perspektive einzunehmen und Selbstkritik abzulegen.

Stellen Sie sich eine Tür vor, durch die Sie jede Emotion hereinbitten. Haben Sie erkannt, dass Sie ängstlich sind? Dann heißen Sie die Angst willkommen und versuchen Sie, diese auszuhalten. Das wird für

Sie anfangs etwas ungewohnt erscheinen, aber je öfter Sie so verfahren, desto kleiner wird Ihre Angst. Emotionen anzunehmen bedeutet auch, dass diese nach und nach in ihrer Intensität abnehmen. Ein gutes Beispiel hierfür ist auch Trauer. Wenn Sie sich voll und ganz auf den Trauerprozess einlassen, werden Sie irgendwann bemerken, dass Ihre Emotionen nachlassen. Verdrängen Sie diese Emotionen, werden Sie von diesen immer wieder eingeholt. Dies kann zu einer Trauerstörung führen. Deswegen ist es besser für Sie, sich in Akzeptanz zu üben und darauf zu warten, dass bessere Zeiten kommen. Und diese Zeiten liegen mit dieser Methode garantiert vor Ihnen.

Neuausrichtung von Emotionen

Befinden Sie sich gerade in einem Prozess, mit dem Sie unzufrieden sind, dann kann es hilfreich sein, wenn Sie eine kleine Pause einlegen und „Stopp!" sagen. Ziehen Sie sich zurück und halten Sie inne: Welche Emotionen drohen gerade, an die Oberfläche zu brechen, und was ist der Grund hierfür? Atmen Sie tief durch und versuchen Sie, Ihre Gedanken neu zu ordnen. Verschaffen Sie sich eine Übersicht und akzeptieren Sie alle Gedanken, Emotionen und körperlichen Reaktionen. Nehmen Sie eine Beobachterposition ein und vermeiden Sie unbedingt, Ihre Empfindungen zu bewerten. Für eine Neuorientierung kann es Ihnen vielleicht helfen, wenn Sie sich zunächst um Ihre Grundbedürfnisse kümmern.

Trinken Sie ein Glas Wasser, essen Sie einen gesunden Snack oder begeben Sie sich an einen ruhigen Ort, wo Sie sich wieder sammeln können. Verdrängen Sie Ihre Emotionen nicht, aber steigern Sie sich auch nicht zu sehr in diese hinein. Ein gutes Mittelmaß ist hier gefragt. Erarbeiten Sie sich Verhaltensstrategien, die zur Verbesserung Ihres Wohlbefindens beitragen. Sie können Sport treiben, Atemübungen nutzen, Musik hören oder Ihre Gedanken niederschreiben. Beschäftigen Sie sich mit angenehmen Dingen und nutzen Sie erholsame Aktivitäten, die zur Beruhigung beitragen. Meditation oder Yoga können

Ihnen dabei helfen, Ihre Konzentrationsfähigkeit zu steigern. Suchen Sie sich einen Ausgleich, der Sie vollkommen ins Gleichgewicht bringt, dann werden Sie Ihren Emotionen entspannter gegenübertreten können, ohne die Kontrolle zu verlieren.

DIE MACHT DER SPRACHE: WIE WORTE UNSERE GEDANKEN STEUERN

Gedanken sind etwas Persönliches und haben großen Einfluss darauf, wie Sie Ihr Leben gestalten und wie Sie sich dabei fühlen. Der Großteil Ihrer Entscheidungen wird durch Ihre Gedanken gesteuert. Indem Sie mit sich selbst kommunizieren, nutzen Sie Ihre eigenen Worte, um einen Gedanken zu erschaffen. Ihre Sprache sorgt dafür, dass Sie aktiv werden, und kann Ihnen bestimmte Bilder in den Kopf pflanzen. Deshalb ist Kommunikation ein machtvolles Mittel, nicht nur im Austausch mit der Umwelt, sondern auch im Austausch mit Ihnen selbst.

Sprache ist nicht einfach nur eine reine Information, sondern kann vieles bewirken. Sie ist dazu in der Lage, etwas zu verändern. Sie kann neue Perspektiven erschaffen und auch Gedanken gezielt trainieren. Durch Sprache werden Gedanken lebendig und diese können in eine andere Richtung gelenkt werden. Beispielsweise ist es möglich, negative Gedanken mithilfe von positiven Glaubenssätzen grundlegend zu verändern. Dazu bedarf es nur positiver Sprache und einer gewissen Regelmäßigkeit. Ein bewusster Umgang mit Ihrer Sprache kann Ihnen ganz neue Möglichkeiten eröffnen.

Haben Sie schon einmal von dem Begriff „Framing“ gehört? Dieser bezeichnet einen sogenannten Deutungsrahmen, auf den sich jeder Mensch automatisch bezieht. Das bedeutet, Sie assoziieren mit bestimmten Begrifflichkeiten eigene Empfindungen und Vorstellungen. Dazu haben Sie sofort das passende Bild im Kopf und verbinden damit gewisse Gefühlsregungen. Framing wird von Ihnen tagtäglich genutzt, ohne dass Sie es bemerken oder sich der Wirkung bewusst sind. Wenn

Sie also beispielsweise einen kleinen Welpen sehen, kommen Ihnen direkt positive Vorstellungen in den Sinn, wie das weiche Fell zu streicheln oder mit dem Welpen zu kuscheln. Bei einem größeren Hund, der das Kindchenschema nicht bedient, wie etwa bei einem Dobermann, treten gemischte Gefühle auf und Sie würden zunächst auf Abstand gehen. Große Hunde sind stark und können leicht aggressiv werden, ist Ihre Annahme. Vom kleinen Welpen denken Sie dies allerdings nicht, weil Sie mit ihm ganz andere Gefühle und Vorstellungen verbinden. Sie haben sich also einen Rahmen aufgebaut, der mit Ihren Erkenntnissen gefüllt ist und von dem Sie nicht abweichen. Es sind Ihre tiefsten Überzeugungen, die für Ihr Handeln und Ihr Denken verantwortlich sind.

Die Werbeindustrie nutzt diesen Umstand deshalb geschickt, um Verbraucher für ihre Produkte zu begeistern. So werden schöne Assoziationen bei den Verbrauchern geweckt, um ein gutes Gefühl auszulösen. Das wiederum führt dazu, dass Produkte erfolgreich verkauft werden. An diesen Beispielen zeigt sich deutlich, wie mächtig Kommunikation ist: Ob im Austausch mit der Umwelt oder im Austausch mit sich selbst, letztendlich hat die Sprache immer Auswirkungen auf das Verhalten und auch das Denken eines jeden Menschen. Durch Ihre persönlichen Überzeugungen beeinflussen Sie Ihre Handlungen und Entscheidungen. Doch wenn Sie diese Überzeugungen ablegen und umdenken, können Sie neue Denk- und Verhaltensweisen etablieren. Dies ist dann das Gegenteil von „Framing" und nennt sich „Reframing". Es findet ein Umdenken statt, welches völlig neue Möglichkeiten eröffnet. Dazu werde ich Ihnen später in diesem Kapitel mehr erzählen.

Sie können Ihre Kommunikation also nutzen, damit Sie mit Ihren Emotionen besser zurechtkommen. Nicht Ihre Gedanken haben die Macht über Sie, sondern umgekehrt. Das wirkt sich gleichzeitig auch auf Ihre Emotionen aus. Anhand eines Beispiels lässt sich das ganz gut erklären:

Wenn Sie sich schlecht fühlen und sich das andauernd einreden, wird sich an Ihren Empfindungen nichts ändern. Vielmehr werden diese noch verstärkt oder von emotionalen Impulshandlungen begleitet, denn Sie haben ja schon eine negative Haltung eingenommen. Sie bekräftigen diese Haltung, indem Sie sich in Ihren Zustand hineinsteigern. Ihre Gedanken sind dann wenig hilfreich und kreisen nur noch um Ihre schlechte Laune. Belastende Emotionen wie Wut und Traurigkeit können sich so ungehindert ausbreiten. Steuern Sie allerdings dagegen und versuchen, sich eine positive Haltung anzueignen, dann verändern sich Ihre Gedankenströme. Denken Sie an etwas Schönes, werden positive Gefühle geweckt, die zu einer Verbesserung Ihres Gemütszustands beitragen. Vielleicht schaffen Sie es auch, dass diese Vorstellungen Ihre negativen Gefühle komplett ersetzen. Natürlich dürfen Sie negative Gefühle zulassen und Sie sollten auch nicht dauerhaft Optimismus anstreben, denn das ist kaum möglich – aber Sie sollten diesen negativen Gefühlen nur einen begrenzten Raum zur Verfügung stellen. Nehmen Sie negative Gefühle wahr, akzeptieren Sie diese und versuchen Sie, mit positiver Kommunikation gegen diese vorzugehen.

Wirkungsweisen der Sprache auf die Psyche

Zur Kommunikation nutzt der Mensch Worte, Körpersprache und auch Tonlaut, damit er von seinen Mitmenschen gut verstanden wird. Diese Kommunikationsarten lösen in einem Gespräch stets Gefühle und Emotionen aus. Dabei kommt es darauf an, was gesagt wird, wie es gesagt wird und wie die Körpersprache dazu in Verbindung steht. Worte haben eine große Macht und werden automatisch im Gehirn mit Erinnerungen, Erfahrungen oder auch Vorstellungen verknüpft. So kann positive Sprache motivierend und inspirierend sein, während negative Sprache mutlos und hoffnungslos werden lässt. Schauen Sie sich die folgenden Wörter einmal genauer an. Was verbinden Sie damit?

Versagen, Angst, unmöglich, Probleme, Schuldgefühle, niemals, Sorgen, schmerzhaft, hässlich, wertlos, traurig, allein, unheilbar, Gestank, dreckig, ungeduldig.

Lösen diese Worte angenehme oder eher unangenehme Gefühle in Ihnen aus? Versuchen Sie auch bei den folgenden Wörtern, auf Ihre Empfindungen zu achten:

Liebe, Erfolg, wunderschön, Herausforderung, strahlend, Genuss, Entspannung, Spaß, lachen, Freude, Freunde, Familie, kraftvoll, stark, kreativ, Urlaub, Sonne, Duft, Zärtlichkeit.

Merken Sie bei diesen Wörtern einen Unterschied zu den vorherigen? Sie haben eine ganz andere Wirkung. Zusätzlich verbinden Sie mit diesen Worten angenehme Gefühle, weil Sie jedem positiven Wort auch eine positive Erfahrung zuordnen. Die Wortwahl ist also entscheidend dafür, ob sich die Psyche eines Menschen verschlechtert oder eben verbessert. Worte können Kraft schenken, wenn sie richtig gewählt werden, und auch dafür sorgen, dass sich eine Person unterstützt fühlt. Ebenso kann durch die richtige Wortwahl Kritik besser aufgenommen werden. Andersherum sorgt ein genervter Tonfall für Missverständnisse und Konflikte.

Wie die Sprache letztendlich aufgenommen wird, ist von Mensch zu Mensch verschieden. Der gegenwärtige psychische Zustand ist unter anderem dafür verantwortlich, ob eine getroffene Aussage eher positiv oder negativ interpretiert wird. Deshalb kann, gerade bei einer niedrigen Frustrationstoleranz des Gegenübers, eine harmlose Aussage Öl ins Feuer gießen und gleichzeitig dessen Psyche weiter angreifen. So ist die Beziehung zwischen den beiden Gesprächspartnern auch nicht zu unterschätzen. Kritische Aussagen von der eigenen Mutter werden vielleicht mehr als Angriff gewertet als von einer flüchtigen Bekanntschaft. Das Verhältnis zur Mutter ist inniger und somit werden dem gesprochenen Wort viel mehr Gefühle zugesprochen, als es bei der Bekanntschaft der Fall ist. Es schmerzt besonders, wenn eine nahestehende Person verletzende Worte benutzt. Die Enttäuschung ist hier sehr groß und hat somit direkte Auswirkungen auf Gemütszustand und Psyche.

Worte können also auch verletzend und herabsetzend sein, vor allem, wenn diese Worte so gewählt werden, dass sie die zu erreichende Person tief treffen. Diese negativen Äußerungen wirken auf die Psyche eines Menschen und können dort großen Schaden anrichten. Das Gesagte von Mitmenschen kann nicht nur starke Emotionen hervorrufen, sondern auch das Denken des Gegenübers massiv manipulieren. Die Folge ist, dass nicht nur die eigenen Überzeugungen solche Gedanken hervorbringen, sondern ein Großteil durch äußere Reize verursacht wird.

Das Glas ist halbleer oder halbvoll? Wie wir unsere Wahrnehmung selbst kreieren

Wahrnehmung bedeutet, Umwelteinflüsse oder auch Vorgänge mit allen Sinnen zu erfassen. Ihre Wahrnehmung verändert sich, sobald Sie einen anderen Gemütszustand aufweisen. Das hat damit zu tun, dass bestimmte Emotionen die Wahrnehmung intensivieren oder aber auch hemmen können. Verspüren Sie Freude, werden Sie feinfühliger und Ihr Blick auf die Dinge wird geschärft. Bekommen Sie jedoch Angst, wird Ihre Wahrnehmung schlagartig getrübt und Sie bemerken keine Details mehr. Stehen Bedürfnisse im Vordergrund, dann beschäftigt sich Ihre Wahrnehmung ausschließlich mit der Erfüllung dieser. Wenn Sie hungrig sind, sehen Sie plötzlich überall köstliches Essen und können auch an nichts anderes mehr denken. Genauso können sich Ihre Interessen und Ihre Überzeugungen unmittelbar auf Ihre Wahrnehmung auswirken.

Hatten Sie schon immer eine pessimistische Einstellung zum Leben, werden Sie Ihre Vergangenheit, Gegenwart und Zukunft immer negativ betrachten. Sie haben dann Schwierigkeiten, Positivität anzuerkennen, und können keine positiven Rückschlüsse ziehen. Ihre eigene Wahrnehmung kann Ihnen deshalb viele Steine in den Weg legen, sodass Sie sich selbst blockieren. Leider trägt ausgeprägter Pessimismus dazu bei, dass kleine Glücksmomente nicht wahrgenommen oder nicht genug gewürdigt werden. Diese Haltung ist oft dafür verantwortlich, dass manche Menschen nicht dazu bereit sind, Veränderungen anzugehen. Mit einer negativen Grundeinstellung geht jegliche Hoffnung verloren, was natürlich nicht förderlich ist, wenn man an sich arbeiten möchte. Optimistische Menschen gehen hier ganz anders vor. Sie neigen weniger dazu, sich selbst fertigzumachen, weil Sie zuversichtlich sind, dass sich die Zukunft positiv entwickeln wird. Auch aus negativen Erfahrungen gelingt es diesen Menschen, positive Kraft zu schöpfen. Optimistische Menschen lenken ihre Aufmerksamkeit daher eher auf die schönen Dinge des Lebens, anstatt sich ständig Sorgen aufzubürden. Sie sehen also, dass Ihre Wahrnehmung von vielen individuellen Faktoren beeinflusst wird. Welche Faktoren das genau sind, möchte ich Ihnen noch einmal genauer zusammenfassen:

Gefühle und Emotionen

Im Ruhezustand ist es einfacher, einen kühlen Kopf zu bewahren, als in einem erregten Zustand. Sind Sie wütend und versuchen beispielsweise, einen Konflikt zu lösen, werden Sie in dieser Situation wahrscheinlich keine konstruktive Lösung finden. Ihre Wahrnehmung ist dann eingeschränkt und emotionale Affekthandlungen können auftreten. Auch kann es zu Schwarz-Weiß-Denken kommen. Jede Person, die dann nicht Ihre Meinung teilt, wird als Feind angesehen. Bei Angstgefühlen nehmen Sie jeden Reiz viel bedrohlicher wahr und erschrecken sich leichter. Bei Trauer fühlen Sie sich betäubt und Reize dringen kaum noch zu Ihnen durch. Die Wahrnehmung gerät ins Stocken, weil Sie sich eine unsichtbare Mauer errichten, um sich vor weiterem Schmerz zu schützen. Freude kann der Wahrnehmung zusätzlichen

Auftrieb verleihen und lässt Sie fokussierter werden. Ihre Konzentrationsfähigkeit nimmt zu und alles geht Ihnen leichter von der Hand. Ihr Wahrnehmungsradius weitet sich aus und Sie sind offen für neue Ideen und Möglichkeiten.

Stimmungen

Wenn sich Ihre Stimmung verändert, dann wird sich höchstwahrscheinlich auch Ihre Wahrnehmung verändern. Das hängt mit Ihren Gefühlen und Emotionen zusammen. Aber Ihre Stimmung kann auch unabhängig von diesen beiden Faktoren entstehen. Wenn Sie morgens aufstehen und bereits schlechte Laune haben, kann Ihre Stimmung auch vom Schlafmangel kommen. Vielleicht wissen Sie auch gar nicht, was der Grund dafür ist. Fakt ist, Ihre Wahrnehmung kann sich durch eine negative Stimmung verringern und durch eine positive Stimmung erweitern.

Bedürfnisse

Werden Bedürfnisse nicht befriedigt, folgen darauf Emotionen, die wiederum die Wahrnehmung beeinträchtigen können. Aber auch bei Bedürfnissen des Körpers kann dieser für eine Einschränkung sorgen. Ist die Grundversorgung, wie das Fehlen der Nahrungsaufnahme, nicht sichergestellt, sendet der Körper Signale in Form von Hunger oder Schwindel. Die Wahrnehmung kann dann so weit zurückgefahren sein, dass die betroffene Person nichts mehr um sich herum bemerkt. Ein sogenannter Tunnelblick löscht alle unwichtigen Reize sowie Absichten aus und richtet den Fokus nur noch auf ein Thema – das ist in diesem Fall die Nahrungsaufnahme.

Interessen

Die Wahrnehmung ist auch immer von den Interessen einer Person abhängig. Bestimmt kennen Sie das auch: Wenn Sie sich für Kunst interessieren, werden Sie empfänglich für kunstvolle Inszenierungen. Sie nehmen Ihr Umfeld in einer anderen Weise wahr, als es jemand ohne Kunstverständnis tun würde. Gleichzeitig können Sie aber nichts mit Technik anfangen und wundern sich über Menschen, die leidenschaftlich gerne Dinge zusammenbauen. Diese Menschen nehmen Technik genauso wahr, wie Sie die Kunst. Wahrnehmung ist daher auch immer individuell. Den einen Menschen lassen bestimmte Details kalt, die für jemand anderen die Welt bedeuten. Die Werte eines Menschen sind dabei aber stets im Wandel, denn im Laufe des Lebens verändern sich die Interessen und so auch die Wahrnehmung.

Erziehung und Grundeinstellung

Jeder Mensch trägt gewisse Stereotype in sich, die sich auf das Denken und Handeln auswirken. Schon in der Kindheit werden Einstellungen und Werte vermittelt, die ein ganzes Leben lang bestehen bleiben können. Die Moralvorstellungen der Eltern und der Menschen, die uns auf unserem Lebensweg begleiten, sind tief in uns verankert. Um diese Einstellungen zu ändern, ist ein Umdenken nötig. Das setzt voraus, dass die eigene Wahrnehmung geschult werden muss. Erst, wenn eine Person dazu bereit ist, Ihre Vorurteile fallen zu lassen, kann sie sich anderen Ansichten öffnen.

Fähigkeiten und Fertigkeiten

Sind Sie von Ihren Fähigkeiten überzeugt, haben Sie keine Angst davor, zu scheitern. Ihre Selbstwahrnehmung wird nicht getrübt von Unsicherheiten und Zweifeln. Wenn Sie an sich glauben, gehen Sie entspannt auf jede Herausforderung zu. Umgekehrt kann Zweifel an den eigenen Fähigkeiten Ihre Wahrnehmung verzerren. In einer Prüfungssituation denken Sie beispielsweise, dass Sie nicht gut genug vorbereitet sind, und reden sich Misserfolg ein. Dieser folgt natürlich auf dem Fuße, weil Sie Ihr Selbstvertrauen verloren haben. Infolgedessen steigern Sie sich in Ihre Nervosität hinein und verbauen sich Ihren Erfolg. Die Wahrnehmung des eigenen Potenzials hat demnach große Auswirkungen auf den Verlauf Ihrer persönlichen Geschichte.

Andere Faktoren

Die Wahrnehmung von Kindern unterscheidet sich sehr von der Wahrnehmung eines Erwachsenen. Kinder sehen die Welt mit anderen Augen und setzen daher ihre Prioritäten nicht gleichbedeutend mit denen der Erwachsenen. Die Fantasie eines Kindes kann die Wahrnehmung der Außenwelt stark verändern. Kinder besitzen noch eine gewisse Unbefangenheit, die den Erwachsenen durch ihre Lebenserfahrung nach und nach abhandengekommen ist.

Die Wahrnehmung kann sich bei suchtkranken Menschen durch den Konsum bewusstseinserweiternder Substanzen wie Drogen und Alkohol enorm verschlechtern. Es kommt zu einem Zustand, bei dem die konsumierende Person vollkommen die Kontrolle über ihren Körper verliert. Auch starke Schwankungen im Hormonhaushalt tragen zur Veränderung der Wahrnehmung bei. Patienten, die beispielsweise unter Schilddrüsenerkrankungen leiden, haben regelmäßig mit Bewusstseinsstörungen zu kämpfen.

Wie können Sie Ihre Wahrnehmung trainieren?

Das Gefühl für den eigenen Körper und die Umgebung kann durch plötzliche Emotionen schnell abhandenkommen. Sie können jedoch Ihre Wahrnehmung so schulen, damit Sie diese auch bei aufregenden Impulsen nicht verlieren. Dazu habe ich für Sie fünf einfache Methoden zusammengestellt, die Sie zwischendurch ausprobieren und auch weiterverfolgen können:

1.Setzen Sie sich in den Park, in den Garten oder auf den Balkon. Schließen Sie für fünf Minuten Ihre Augen. Lauschen Sie nun den Geräuschen um sich herum – welche Geräusche erkennen Sie? Wie viele Geräuschquellen können Sie ausfindig machen? Welches Geräusch empfinden Sie als angenehm und welches als störend? Diese Übung eignet sich hervorragend dazu, Ihre Umwelt bewusster wahrzunehmen, aber auch dazu, um in schwierigen Situationen Entspannung zu finden.

2.Begeben Sie sich in ein Café oder an einen anderen Ort, an dem reges Treiben herrscht. Beobachten Sie die Menschen um sich herum – welche Details fallen Ihnen auf? Wie sehen die Personen aus? Welche Signale vermitteln diese Menschen anhand ihrer Körpersprache? Inspizieren Sie Ihre Umgebung ganz genau und entdecken Sie kleine Details, die Ihnen vielleicht vorher nicht aufgefallen sind. Vielleicht gibt es in dem Café kunstvolle Verzierungen auf dem Besteck oder an den Wänden oder Farben, Formen und Strukturen, die herausstechen. Versuchen Sie, so viele Informationen wie möglich zu sammeln, und schreiben Sie diese Beobachtungen später aus dem Gedächtnis heraus auf. Das hilft Ihnen, Ihren Blick auf Details zu richten und nichts zu verpassen.

3.Trainieren Sie Ihre Sinne, indem Sie alle Abläufe, die Sie sonst nebenher verrichten, bei vollem Bewusstsein durchführen. Das bedeutet, wenn Sie morgens die Zähne putzen, richten Sie Ihre Aufmerksamkeit vollends auf diese Tätigkeit und versuchen nicht, noch andere Dinge zu erledigen. Verbieten Sie sich einen Tag lang alle Multi-Tasking-Handlungen und konzentrieren Sie sich auf eine Sache. So lernen Sie, fokussiert zu bleiben, und werden in der Ausführung Ihrer Handlungen gleichzeitig effizienter.

4.Stellen Sie sich aufrecht hin und achten Sie auf einen festen Stand. Spannen Sie jetzt jeden Muskel Ihres Körpers einzeln an. Lösen Sie die Anspannung und atmen Sie tief ein und aus. Sie können dabei die Augen schließen, dann wirkt die Übung noch besser und Sie werden nicht so leicht abgelenkt. Nehmen Sie die Entspannung jedes Muskels wahr und fühlen Sie, wie die Anspannung weicht. Horchen Sie in sich hinein – wie fühlen Sie sich gerade?

5.Schalten Sie Ihre Lieblingsmusik ein und schließen Sie dabei die Augen. Schieben Sie alle Tätigkeiten für einen Moment beiseite und lassen Sie sich von der Musik treiben. Sie werden sicherlich einige Gefühlsregungen verspüren. Versuchen Sie, diese nicht zu unterdrücken, sondern nehmen Sie diese Gefühle und Emotionen an. Tauchen Sie komplett in die Musik ein und befreien Sie sich von Ihrer inneren Anspannung. Mit dieser Übung lernen Sie Ihre Empfindungen kennen und auch, diese anzunehmen.

Unterbewusste Gedankenmuster aufspüren

Es gibt Gedanken, die lassen sich nicht so einfach abschalten. Damit sind negative Gedanken gemeint, die jeder Mensch schon einmal erlebt hat. Diese Gedanken können aber zu Zwangsgedanken führen, wenn sie stetig aufrechterhalten werden. Dazu müssen Sie zunächst herausfinden, welche Gedanken überhaupt in den negativen Sektor gehören und wie Sie diese entlarven können. In Ihrem Unterbewusstsein sitzt eine Vielzahl an Überzeugungen, welche Sie im Laufe Ihres Lebens angesammelt haben. Dazu gehören positive und negative Gedankenmuster. Diese beiden voneinander zu unterscheiden, ist manchmal nicht ganz leicht, denn auch vermeintlich positive Gedankenmuster können sich im Nachhinein als negativ herausstellen. Das geschieht genau dann, wenn diese Gedankenmuster zu Einschränkungen führen. Der Satz „Ich <u>muss</u> stark sein" klingt beispielsweise oberflächlich betrachtet eher positiv, doch wenn Sie sich den Satz genauer anschauen, suggeriert er, dass es nicht in Ordnung ist, Schwäche zu zeigen. Das Wort „müssen" baut Druck auf und lässt Ihnen keine andere Wahl, als die Zähne zusammenzubeißen. Kommt es dann zu einem schwachen Moment, entstehen starke Schuld- und Schamgefühle. Die Frustration ist groß, weil Sie Ihr eigenes Ziel nicht erreichen konnten. Ersetzen Sie das Wort „müssen" durch „können", nimmt der Satz eine völlig andere Bedeutung an. „Ich kann stark sein" vermittelt eher den Eindruck, dass Sie in schwierigen Zeiten stark sein können, aber es auch in Ordnung ist, wenn Sie es mal nicht sind. Von daher sollte jeder Gedanke genau unter die Lupe genommen werden, damit sich eine positive Einstellung entwickeln kann.

Unterbewusste Gedankenmuster beeinflussen Ihr Verhalten tagtäglich. Diese Überzeugungen haben sich jahrelang entwickelt und sind nicht von jetzt auf gleich zu beseitigen. Dieser Prozess braucht Zeit und Geduld, aber wenn Sie sich intensiv mit der Bedeutung Ihrer Gedanken auseinandersetzen, werden Sie negative Gedankenmuster schneller erkennen. Für das Aufspüren und Umwandeln der Gedankenmuster brauchen Sie etwas Übung. Doch zunächst müssen Sie wissen, welche negativen Gedankenmuster häufig vorkommen. Dazu habe ich für Sie ein paar Beispiele zusammengetragen.

Gedankenlesen

Oft glauben Menschen, sie wüssten, was in den Köpfen anderer Menschen vorgeht. Dabei reden sie sich ein, Gedanken lesen zu können, obwohl diese Fähigkeit unmöglich ist. Obwohl eine Person ihre Gedanken nicht preisgibt, glaubt die gegenüberstehende Person, alle Gedanken der anderen zu kennen. Fehlinterpretationen des Verhaltens sind die unmittelbare Folge, denn die eine Person wird durch die Vorurteile der anderen Person kategorisiert. Ein Konflikt entsteht, obwohl es gar keinen berechtigten Grund dazu gäbe. Beispielsweise geschieht dieses Phänomen sehr häufig beim Verschicken von Textnachrichten. Reagiert der Empfänger nicht sofort auf eine Nachricht, tritt sofort die Annahme auf, die Person möchte nichts mehr mit einem zu tun haben. Dabei war sie für einen Zeitraum einfach nur verhindert und nicht greifbar. Dieses Gedankenmuster ist leider heutzutage sehr stark ausgeprägt und mündet in viele Konfliktsituationen.

Schulddenken

Schuldgefühle werden ausgelöst, wenn Sie sich eine Aufgabe vornehmen, diese aber aus verschiedenen Gründen nicht bewältigen konnten. Wörter wie „müssen", „sollten" oder „wenn" sorgen für Schuldgefühle, da diese Fehler aufzeigen, die in der Vergangenheit passiert sind. „Ich sollte gesünder essen" oder „Ich muss mehr Sport treiben" sind Sätze, die Sie dazu bringen, sich schuldig zu fühlen. Diese Formulierungen setzen Sie unter Druck und können Ihre Motivation hemmen.

Wahrsagerei

Manche Menschen besitzen die schlechte Angewohnheit, kommende Ereignisse negativ vorauszusagen. Sie gehen stets davon aus, dass etwas Schreckliches passieren wird. Dabei versuchen Sie auch, ihre Mitmenschen davon zu überzeugen, dass sie sich bloß keine Hoffnungen machen sollten. Sie glauben daran, dass es in der Zukunft zu keinerlei positiven Veränderungen kommt. Pessimismus bestimmt das Leben dieser Menschen, weil sie denken, dass sie eine negative Einstellung vor bösen Überraschungen bewahrt. So vermeiden sie, Risiken einzugehen, aber auch eventuelle Chancen zu ergreifen.

Vergleiche

In Zeiten von Social Media möchten Teenager ihren Idolen nacheifern, Mütter geben stolz Erziehungstipps oder Models zeigen, wie die perfekte Figur aussehen sollte. Dieser Trend des Vergleichens findet leider sehr viele Anhänger und so führt dieser Trend zu Selbstzweifeln, Unsicherheiten und Neid. Schlimmstenfalls kann es passieren, dass die Vergleiche Depressionen hervorrufen. Diese Vorbilder oder Vergleichspersonen halten einem die eigenen Fehler vor Augen und suggerieren, dass jeder Mensch nur dann perfekt ist, wenn er in ein bestimmtes Schema passt.

Schuldzuweisungen

Sich selbst die Schuld für unvorhersehbare Ereignisse zu geben, ist nicht zielführend, doch machen viele Menschen diesen Fehler immer wieder. Sie nehmen die Schuld auf sich oder fragen sich, was sie zu der Situation beigetragen haben. Mit dieser Einstellung belasten sich diese Menschen unnötig und können nicht akzeptieren, dass sie in dem Fall machtlos waren. Dabei kann das Leben nicht in allen Bereichen kontrolliert oder beeinflusst werden. Dieses Gedankenmuster kann starke Auswirkungen auf die Psyche haben, weil die Schuldgefühle nicht so leicht abgestellt werden können. So verfolgen sie die betroffene Person schlimmstenfalls bis ans Lebensende.

Gedankenmuster einordnen

Erkennen auch Sie sich in den genannten Denkmustern wieder und möchten diesen auf die Spur kommen? Wenn Sie nachhaltig Denkfehler verändern möchten, ist es an der Zeit, Ihre Gedanken bewusster wahrzunehmen. Schnell haben sich Glaubenssätze eingeschlichen, die demotivierend wirken oder Sie vom Handeln abhalten. Gibt es ein Denkmuster, welches sehr häufig bei Ihnen vorkommt, dann nehmen Sie dieses zuerst in Angriff. Finden Sie heraus, wann diese negativen Gedanken auftreten, wodurch diese ausgelöst werden und wie diese Gedanken Ihr Verhalten steuern. Ich empfehle Ihnen, typische Formulierungen aufzuschreiben, die Sie regelmäßig beschäftigen. Wenn Sie also beim nächsten Mal wieder denken, „Ich bin schuld“, gehen Sie diesem Glaubenssatz auf den Grund – welche Gefühle löst dieser Satz in Ihnen aus? Was ist negativ an dieser Aussage? Wieso sollten Sie die Schuld für ein Ereignis tragen, welches unkontrollierbar ist? Notieren Sie Ihre Erkenntnisse und ordnen Sie Ihre Gedanken in Kategorien, wie hier beispielsweise Schuldgefühle, ein. Um Ihre Gedanken zu trainieren, müssen Sie Ihre vorhandenen Gedanken zunächst eingehend studieren. Haben Sie dann alle Denkfallen identifiziert, können Sie den nächsten Schritt wagen.

Gedankenmuster umwandeln

Damit Sie Ihre Gedankenmuster brechen können, brauchen Sie Durchhaltevermögen, Geduld und einen Plan, wie Sie vorgehen möchten. Nachdem Sie Ihre Denkfallen erkannt haben, geht es nun daran, diese schrittweise umzuwandeln. Sie können sich diesen Prozess als eine Art Fitnesstraining vorstellen. Damit Ihre Muskeln wachsen können, brauchen Sie ein geeignetes Trainingsprogramm. Dieses Trainingsprogramm sorgt dafür, dass die Muskeln nach und nach aufgebaut werden. Genauso funktioniert das auch mit Ihren Gedanken. Die negativen Denkweisen haben Sie sich schließlich über Jahre antrainiert und nun gilt es, diese mit einem neuen Trainingsprogramm zu ersetzen, damit positive Gedanken aufgebaut werden können. Die folgenden fünf Tipps helfen Ihnen dabei, Ihre Gedankenmuster neu zu programmieren:

1.Stoppen Sie umgehend sämtliche Vergleiche mit anderen Menschen. Versuchen Sie nicht, irgendwelche Ideale zu verfolgen, die Sie niemals erreichen werden. Sie haben eine Persönlichkeit und diese ist einzigartig. Akzeptieren Sie Ihre Schwächen und verlieren Sie sich nicht in Wunschdenken. Die Menschen, die Sie für perfekt halten, haben genau wie Sie mit Defiziten zu kämpfen. Der Unterschied ist allerdings, dass diese Menschen das Verstecken dieser Defizite besser beherrschen. In Wahrheit werden diese Menschen auch von negativen Denkmustern geplagt. Niemand ist makellos. Seien Sie sich selbst gegenüber verständnisvoll und bauen Sie keinen Druck auf. Wenn Sie Ihre Gedankenmuster ändern möchten, dann sollten Sie sich von Ihren eigenen, alten Vorgaben loslösen.

2.Sie dürfen negative Gedanken zulassen, aber nur bis zu einem gewissen Grad. Sie können nicht ausschließlich optimistisch denken, das ist auf Dauer auch nicht gesund. Aber sobald sich durch Ihre Gedanken Ihre Stimmung verschlechtert, müssen Sie entgegenwirken. Sagen Sie sich: „Ich denke wieder nur negativ, es wird Zeit für einen Wechsel." Sie können so Ihre Gedankenspirale stoppen, ohne sich Gedanken zu verbieten. Denn je mehr Sie Gedanken unterdrücken wollen, desto stärker treten diese in Erscheinung. Also ist es besser, wenn Sie auch den negativen Gedanken einen durchaus nötigen, aber kleinen Spielraum geben.

3.Hinterfragen Sie Ihre Gedanken logisch. Sie sagen sich vielleicht, „Ich bin nicht schön genug", aber was genau bedeutet heutzutage denn schön? Sind nicht alle Menschen auf ihre Art und Weise schön? Haben Sie nicht auch schöne Seiten an sich, auf die Sie stolz sind? Ich denke, Sie wissen, worauf ich hinaus will. Bevor Sie Ihren Gedanken Glauben schenken, sollten Sie diese kritisch hinterfragen. Schnell werden Sie merken, dass Sie von Ihren Gedanken ausgetrickst worden sind.

4.Versuchen Sie für jedes negative Gedankenmuster, das sich bei Ihnen zeigt, einen positiven Ersatz zu erzeugen. Glauben Sie, dass Ihre Zukunft nicht so rosig aussieht, fragen Sie sich zunächst, woher Sie dies wissen können. Wenn Sie nicht gerade hellseherische Fähigkeiten haben, können Sie unmöglich die Zukunft voraussagen. Also können Sie auch an das Gute glauben und sich auf neue Erfahrungen freuen. Geben Sie sich für etwas die Schuld, was Sie keinesfalls verursacht haben, liegt der Fall klar auf der Hand. Sie brauchen sich keine Schuldgefühle einzureden, denn was in der Vergangenheit passiert ist, können Sie nicht mehr rückgängig machen – zumal Sie für die Geschehnisse gar nicht verantwortlich waren. Das Hier und Jetzt zählt. Genießen Sie lieber die Gegenwart und konzentrieren Sie sich auf das Wesentliche. Denken Sie sich: „Ich habe viel erlebt, aber ich blicke zuversichtlich nach vorn."

5.Umgeben Sie sich, wenn möglich, nur noch mit einem positiven Umfeld. Sie glauben gar nicht, wie stark Ihre Gedanken von der Außenwelt beeinflusst werden. Haben Sie nur negative Menschen um sich herum, werden Sie wohl kaum lernen, positiv zu denken. Ein aufbauendes Umfeld ist wichtig, damit Sie nicht in negative Gedankenmuster verfallen. Betrachten Sie auch mal die Verhaltensweisen anderer Menschen. Gibt es eine Person in Ihrem Kreis, die es schafft, trotz aller Erfahrungen optimistisch zu bleiben? – Wenn Sie möchten, können Sie mit dieser Person auch ein Gespräch über negative Gedankenmuster führen. Vielleicht hat sie ja ein paar gute Ratschläge für Sie, wie Sie Denkfallen umgehen können.

Botschaften aus der Vergangenheit? Selbstüberzeugungen erkennen

Denken Sie an Ihre Kindheit zurück. Sie wissen sicherlich noch, welche Grundüberzeugungen Ihre Eltern hatten, oder? Ab einem bestimmten Alter mussten Sie sich an Regeln und Vorschriften gewöhnen, die Sie vielleicht sogar heute noch an sich beobachten können. Damals konnten Sie die Vorgaben Ihrer Eltern noch nicht genau verstehen und wussten nur, dass ungehorsames Verhalten nicht gern gesehen war. Darauf folgte meist eine negative Konsequenz, die zu Einschränkungen geführt hat. Als Kleinkind besitzt man noch eine gewisse Freiheit und darf seine Gefühle frei ausleben.

Je älter man allerdings wird, desto mehr Anforderungen werden gestellt, die es zu erfüllen gilt. Und so wird die eigene Individualität Stück für Stück eingeschränkt, weil Anpassung von der Gesellschaft und auch vom privaten Umfeld erwartet wird. Unbewusst werden im Laufe des Lebens Moralvorstellungen und Werte der Eltern, Freunde und Bekannten übernommen. Diese Überzeugungen tragen Sie sicherlich noch heute in sich und sie beeinflussen Ihr Handeln maßgeblich. Wenn Sie jetzt aber in sich hineinhorchen, werden Sie vielleicht feststellen, dass Sie insgeheim ganz andere Vorstellungen haben als Ihre Mitmenschen. Vielleicht trauen Sie sich nicht, diese auszuleben, weil Sie Ablehnung und Kritik befürchten. Oder die Grundüberzeugungen aus Ihrer Kindheit sind so fest in Ihrem Unterbewusstsein verankert, dass Sie sich mit Ihren Ansichten regelrecht festgefahren haben. Doch wenn Sie an sich arbeiten wollen und auch bezüglich der Zwangsgedanken Veränderung anstreben, müssen Sie alle tief sitzenden Grundüberzeugungen überprüfen. Das, was Sie dann in Ihrem Inneren entdecken, kann aufwühlend und gleichzeitig überraschend sein. Die Überzeugungen und Ansichten der Außenwelt versperren Ihre eigenen Grundvorstellungen und Werte und so können sich negative Glaubenssätze bilden, die nicht von Ihnen kommen, sondern von anderen Menschen programmiert worden sind.

Analysieren Sie daher Ihre Glaubenssätze und notieren Sie alle Überzeugungen, die Ihnen einfallen. Führen Sie ein kleines Brainstorming durch und schreiben Sie alle Gedanken auf, die Sie häufig bei sich wiederfinden. Teilen Sie diese Überzeugungen in positive und negative Aussagen ein. Danach prüfen Sie jede Aussage auf ihre Herkunft. Kommt die Überzeugung aus Ihrem tiefsten Herzen oder hatte hier doch jemand anderes die Finger im Spiel? So können Sie leicht herausfinden, ob Sie bestimmte Personen in Zukunft meiden. Diese Personen werden Ihnen immer wieder einreden, dass Ihre neugewonnenen Überzeugungen falsch sind. Das macht es für Sie schwieriger, neue Grundsätze zu etablieren, weil Ihnen sozusagen ständig jemand dazwischenfunkt.

ZWANGSGEDANKEN SELBST IDENTIFIZIEREN UND AUFLÖSEN

Zu Beginn sei Folgendes gesagt: Es ist schlichtweg nicht möglich, Zwangsgedanken für immer aus Ihrem Leben zu verbannen. Je mehr Sie versuchen, gegen Ihre Gedanken anzukämpfen, desto stärker werden sich diese zeigen. Was Sie allerdings tun können, ist, bessere Rahmenbedingungen zu schaffen und Ihren Gedanken entspannter entgegenzutreten. Wenn Ihre Gedanken verrücktspielen, sollten Sie Ruhe bewahren und Ihre Vorstellungen nicht überbewerten. Wenn Sie bisher mit Ihrer Taktik, gegen die eigenen Zwangsgedanken anzukämpfen, aber nicht weitergekommen sind, ist es notwendig, einen anderen Umgang mit Ihren Gedanken zu erlernen. Es gibt hier jedoch kein passendes Patentrezept für alle Menschen, sonst gäbe es das Problem der Zwangserkrankungen für viele Menschen gar nicht. Sie müssen deshalb herausfinden, welcher Weg für Sie am besten funktioniert. Das können Sie aber nur, wenn Sie sich auf neue Verhaltensstrategien und auch auf einen anderen Blickwinkel einlassen.

Vorher haben Sie mit Ihren Zwangsgedanken nicht interagiert, indem Sie Vermeidungstaktiken angewendet haben. Oder vielleicht haben Sie eine ganz andere Strategie genutzt, welche nur von mäßigem Erfolg gekrönt war. Fakt ist, dass erst die übermäßige Interaktion Zwangsgedanken verstärkt oder, besser gesagt, nährt. Sich mit Ihren Gedanken auseinanderzusetzen, ist zwar ein guter Ansatz, allerdings darf die Bedeutung Ihrer Gedanken dabei nicht in den Vordergrund gestellt werden. Sie müssen lernen, Ihre Zwangsgedanken zu erkennen und anschließend „formbar" zu machen. Mithilfe der nachfolgenden Tipps aus der kognitiven Verhaltenstherapie wird es Ihnen leichter fallen, Ihre Gedanken zu verstehen und aus einem anderen Blickwinkel zu betrachten.

Die Gedankenlandkarte: Eine Technik zur Verortung der eigenen Psyche

In Ihrem Kopf spielen sich unzählige Vorgänge ab, die manchmal schwer zu erfassen sind. Hier kann das Aufschreiben Ihrer Gedankengänge für Ordnung sorgen. Das einfache Niederschreiben hat allerdings nur den Effekt, dass Sie Gedanken weitgehend oberflächlich begegnen. Mit der Methode der Gedankenlandkarte, auch „Mindmap" genannt, können Sie nicht nur Ihre Gedanken strukturieren, sondern diesen eine ganz andere Bedeutung verleihen. Mit dieser Vorgehensweise sortieren Sie Ihre Probleme und können gleichzeitig nach geeigneten Lösungswegen suchen. Dabei können zwischen den einzelnen Themen Verbindungen hergestellt werden, wodurch sich das Verständnis der eigenen Gedanken verbessert. Gerade in schwierigen Lebenssituationen, oder wenn Sie an einer psychischen Erkrankung leiden, empfiehlt es sich, die Gedanken durch eine „Mindmap" zu klären.

Sie erstellen sich im Grunde eine Übersicht über Ihre Gedankenwelt. Aber nicht nur das: Während des Schreibprozesses lernen Sie, Verknüpfungen zwischen den einzelnen Komponenten herzustellen, und können eine andere Perspektive einnehmen. Zudem haben Sie die Möglichkeit, Ihre Ziele und Wünsche miteinzubeziehen. Die Möglichkeiten der Gestaltung und Ausführung sind also unbegrenzt. Wichtig ist nur, dass Sie ehrlich mit sich selbst sind und jeden noch so belastenden Gedanken auf Papier übertragen. Bewerten sollten Sie Ihre gedanklichen Notizen jedoch nicht. Das würde nur wieder dazu führen, dass Sie Ihre Zwangsgedanken als falsch ansehen, und das ist nicht das Ziel. Vielmehr sollte die Akzeptanz Ihrer Gedanken im Vordergrund stehen. Gleiches gilt für die Methoden, mit welchen diese Gedanken ihre Bedrohlichkeit verlieren. Die Gedankenlandkarte ist ebenfalls ein gutes Hilfsmittel, wenn Sie sich zu einer Therapie entschlossen haben. Ihr Therapeut kann dann auf Ihre Notizen zurückgreifen und Ihre Gedanken besser nachvollziehen.

So erstellen Sie eine Gedankenlandkarte

Nehmen Sie sich ein Blatt Papier und schreiben Sie in die Mitte entweder Ihren Namen oder ein Schlagwort für Ihre gesamte Problematik. Beispielsweise können Sie in die Mitte das Wort „Zwangsgedanken", „Zwänge" oder „Zwangserkrankung" setzen. Danach zeichnen Sie an dieses Schlagwort Verzweigungen. Diese Verzweigungen münden dann wieder in weitere Schlagwörter usw. Sie können dabei so tief ins Detail gehen, wie Sie möchten.

Mögliche Unterpunkte könnten dabei Emotionen, Erwartungen, Probleme, Sorgen, aber auch Ziele und Wünsche sein. Sie haben auch die Möglichkeit, den Unterpunkten Prioritäten einzuräumen, wenn Sie diese näher zum oder weiter weg vom Mittelpunkt positionieren. Ihrer Kreativität sind hier keine Grenzen gesetzt und es gibt hier auch kein Richtig oder Falsch. Sie führen ein Brainstorming durch und bringen alles, was Ihnen in den Sinn kommt, zu Papier. Dadurch wird Ihre Sicht klarer und Sie haben erstmals all Ihre Gedanken gebündelt vor sich liegen. Das Endergebnis ist eine visuelle Zusammenstellung Ihrer Gedanken, Ihrem Unterbewusstsein und Ihrer Persönlichkeit. Schauen Sie sich abschließend Ihre persönliche „Mindmap" noch einmal genauer an. Sie haben nun Struktur in einzelne Gedankensplitter gebracht und können jetzt Zusammenhänge besser beurteilen. Dabei sehen Sie, welche Gedanken auftreten und wie sich diese auf Ihr Leben auswirken. Nicht nur, um Ihre Psyche „aufzuräumen", eignet sich die Gedankenlandkarte sehr gut, sie eignet sich auch, um Projekte, Ideen und Ziele zu verwirklichen. Vielleicht möchten Sie diese Methode auch für andere Bereiche nutzen, um sich selbst zu entlasten. Probieren Sie es einfach aus.

Warum tue ich Dinge, die ich tue? Innere Handlungstriebe erkennen

Ihre innere Stimme will Ihnen einreden, dass Sie immer perfekt, erfolgreich und stark sein müssen? Damit Sie diese Kriterien erfüllen, müssen Sie große Anstrengungen in Kauf nehmen und sich teilweise sogar verstellen. Sich anzupassen und dabei alle Anforderungen zu erfüllen, kann oft sehr kräftezehrend sein. Verantwortlich für dieses Verhalten sind fest verankerte Glaubenssätze, die sich irgendwann einmal herausgebildet haben. Durch Ihre eigenen Überzeugungen und die Erwartungen der Außenwelt fühlen Sie sich regelrecht zur Perfektion gedrängt. Fragen Sie sich daher manchmal, warum Sie so handeln, wie Sie es tun? Woher die Reize stammen, die Ihre inneren Handlungstriebe auslösen? Und welche persönlichen Faktoren Sie indirekt bei Ihren Handlungen beeinflussen? Möchten Sie herausfinden, wie Sie Ihre Handlungen analysieren können? Oft ist es gar nicht so leicht, die eigenen Handlungsimpulse zu verstehen. Viele Faktoren von außen tragen zu Ihrem Verhalten und Ihrer Denkweise bei. Kommunikation spielt zum Beispiel für Ihre Überzeugungen eine große Rolle.

Wenn Sie jemand davon überzeugen kann, dass Ihre Meinung nicht korrekt ist, werden Sie seine Ansichten teilen und folglich Ihre eigenen Ansichten durch seine ersetzen. Dabei sind es gar nicht wirklich Ihre tatsächlichen Überzeugungen, die Sie glauben, erschaffen zu haben. Ihre eigenen Werte können sich mit denen Ihrer Mitmenschen vermischen, je nachdem, welche Erkenntnisse Sie dazu gewinnen konnten. Interessanterweise legen Sie dann ein völlig anderes Verhalten an den Tag, als Sie es vorher getan hätten. Schlimmstenfalls können Sie von Ihren Mitmenschen sogar in Ihren Handlungstrieben manipuliert werden. Um herauszufinden, warum Sie ein bestimmtes Verhalten zeigen, sollten Sie deshalb überlegen, wie viel Eigeninitiative in Ihren Handlungen steckt, oder ob nicht vielleicht sogar ein äußerer Reiz oder gar Manipulation vorliegt.

- Kommt es bei Ihnen manchmal zu Übersprungshandlungen? Denken Sie genau nach, weshalb Sie die Kontrolle verloren haben. Was genau ist passiert, bevor Sie ein bestimmtes Verhalten gezeigt haben? Reflektieren Sie Situationen ganz detailliert. Versuchen Sie, Handlungen zu rekonstruieren, und suchen Sie nach möglichen Triggern.
- Wenn Sie den Auslöser für Ihr Verhalten kennen, überlegen Sie sich eine Strategie, um zukünftige Handlungstriebe kontrollieren zu können. Denken Sie an verschiedene Situationen zurück und suchen Sie nach geeigneteren Verhaltensweisen. Analysieren Sie auch die Folgen Ihres jetzigen Verhaltens. Fragen Sie sich, welche Emotionen und Impulse von Ihrer Seite nicht angemessen waren. Das Gleiche sollten Sie aber auch bei Ihrem Gegenüber tun.
- Schauen Sie sich Ihre Kommunikation und die Ihres Gegenübers genau an. Welche Aussagen und Formulierungen lösen in Ihnen bestimmte Impulse oder Emotionen aus? Was verbinden Sie noch mit diesen Aussagen? Welches Verhalten zeigen Sie, wenn die Kommunikation mit anderen Menschen scheitert?
- Ziehen Sie ein Fazit. Hierbei können Sie Ihr Verhalten in der Vergangenheit noch einmal überblicken. Setzen Sie sich für die Zukunft ganz konkrete Ziele. Zum Beispiel können Sie sich Sätze notieren wie: „Ich lasse mich nicht mehr so leicht provozieren" oder „Ich lasse mich nicht mehr von anderen Menschen manipulieren." Andersherum können Sie sich auch Ihr persönliches Verhalten notieren, welches Sie ab sofort zeigen möchten.

„Ich lebe in Freiwilligkeit" – Wie man sich mit Zwangsgedanken den Zwang zur Selbstkontrolle auferlegt

Ein Zwang ist ein unkontrollierbares Verlangen, welches von der betroffenen Person unbedingt gestillt werden muss. Dieser Zwang nach einem bestimmten Verhalten oder einer Denkweise kann extremen Druck auf diese Personen ausüben. Ohne die Befriedigung der zwanghaften Bedürfnisse kommt es zu impulsiven Handlungen. Übt eine außenstehende Person in irgendeiner Weise Druck auf jemanden aus, dann spricht man ebenfalls von einem Zwang. Der Unterschied zu

Zwangserkrankungen allerdings ist, dass die Person, die zu einer Handlung gezwungen wird, keinen anderen Ausweg hat, als sich dem Zwang zu fügen. Bei einer Zwangserkrankung besteht kein äußerer Druck. Dieser wird von den Betroffenen selbst ausgeübt und kann demnach auch wieder von den Betroffenen reduziert werden. Bei einem äußeren Zwang durch eine andere Person ist das nicht möglich. Hier gibt es nur eine Option und die lautet: Gehorsam. Wenn Sie sich also vorstellen, dass sich in Ihrem Gehirn ebenfalls ein von Ihnen selbsterschaffener Peiniger befindet, dann haben Sie auch die alleinige Macht, Ihren Zwangsgedanken etwas entgegenzusetzen.

Sie müssen Ihre Freiwilligkeit wiederfinden, indem Sie Ihre Sicht ändern. Wie Sie letztendlich auf Ihre Gedanken reagieren, hat großen Einfluss auf Ihre Denkweise und Ihr Verhalten. Zudem können Sie leicht in einen Kontrollzwang geraten, weil Sie davon überzeugt sind, all Ihre eigenen Anforderungen erfüllen zu müssen. Das müssen Sie aber gar nicht, denn Sie sind ein freier Mensch mit einem freien Willen. Sie sollten wieder ein gesundes Bewusstsein für Ihre Individualität schaffen und sich in keinster Weise mehr fremdsteuern lassen. Außerdem müssen Sie Ihren Selbstwert wieder erkennen. Wenn Sie sich nur noch für ein selbstgesetztes Ziel verbiegen, werden Sie den Bezug zu Ihrem inneren Ich früher oder später komplett verlieren. Dazu habe ich eine kleine Übung für Sie, die Ihnen dabei hilft, eine andere Perspektive einzunehmen:

Ändern Sie Ihren Blickwinkel

Haben Sie schon einmal darüber nachgedacht, Ihre Gedanken nicht als Zwangsgedanken, sondern als harmlose Hirngespinste anzusehen? Auch, wenn Sie genau wissen, dass bei Ihnen eine Zwangserkrankung vorliegt, ist es vielleicht einmal ganz gut, sich nicht in diese Gedanken hineinzusteigern. Denn wenn wir ehrlich sind, hat doch fast jeder Mensch einmal verrückte Ideen oder Vorstellungen – die einen natürlich intensiver als die anderen, aber dennoch können auch bei gesunden Menschen durchaus fragwürdige Gedanken auftreten. Versuchen Sie daher eine Woche lang, Ihre Gedanken zu beobachten und nicht als bedrohlich einzustufen. Ich weiß, dass diese Übung nicht einfach ist, aber sie wird leichter, wenn Sie Ihren Gedanken entschärfende Sätze entgegenschleudern. Wenn also wieder ein aggressiver Gedanke auftritt, denken Sie beispielsweise Sätze wie: „Hallo Kopfkino, da bist du ja wieder“ oder „Das Gruselkabinett in meinem Kopf hat also wieder geöffnet.“ Blicken Sie mit einer Prise Humor auf Ihre Gedanken, dann kann Sie das im Moment des Aufkommens beruhigen und so vielleicht auch Impulshandlungen in Schach halten.

Die Umkehrung: Zwangsgedanken inhaltlich umkehren

Zwangsgedanken sollten Sie nicht als unveränderbar und endgültig ansehen. Sie treten zwar unkontrolliert auf, aber können inhaltlich verändert werden, so dass diese weniger bedrohlich wirken. Sie haben demnach die Möglichkeit, Ihren Zwangsgedanken eine andere Bedeutung zu geben. Noch dazu kann es eine gute Methode sein, die auftretenden Zwangsgedanken mithilfe Ihrer Fantasie zu verändern. Nehmen wir als Beispiel die Vorstellung einer gewalttätigen Handlung.

Sie stehen in der Küche und schneiden Gemüse. Bei dem Anblick des Messers kommt Ihnen sofort in den Sinn, Ihrem Partner dieses Messer in den Körper zu rammen.

Ein Zwangsgedanke mit aggressivem Inhalt ist also in Erscheinung getreten. Im Normalfall würden Sie jetzt erschrocken zurückweichen und das Messer weglegen, weil Sie Angst davor haben, die erdachte Handlung tatsächlich auszuführen. Was, wenn Sie aber nun ganz anders vorgehen und aus dem aggressiven Gedanken einen witzigen Gedanken erschaffen? Versuchen Sie, die Situation abzuschwächen, indem Sie sich darauf konzentrieren, Ihre Gedanken weiterzuspinnen.

Zwangsgedanke:
Sie stehen in der Küche und schneiden Gemüse. Bei dem Anblick des Messers kommt Ihnen sofort in den Sinn, Ihrem Partner dieses Messer in den Körper zu rammen.

Fantasie:
Ihr Partner kommt daraufhin in witziger Verkleidung in die Wohnung und fordert Sie dazu auf, mit ihm Messerwerfen zu spielen. Sie werfen mit dem Messer seine Ballons kaputt und lachen gemeinsam über sein erschrockenes Gesicht.

Sehen Sie, schon hat der Zwangsgedanke seine Bedrohlichkeit verloren. Diese Übung braucht natürlich etwas Konzentration, aber es lohnt sich, Ihre Zwangsgedanken nicht nur inhaltlich zu verändern, sondern auch weiterzudenken. Trainieren Sie dafür Ihre Fantasie, indem Sie sich Geschichten ausdenken oder vorhandene Geschichten in Ihrem Kopf weitererzählen. Das Vorgehen übertragen Sie dann auf Ihre Zwangsgedanken. Diese verlieren dann nach und nach an Bedeutung, weil Sie ihnen nicht mehr die Aufmerksamkeit geben, wie Sie es vorher getan haben. Ein veränderter Umgang mit Ihren Zwangsgedanken wird Ihnen mehr Gelassenheit verschaffen und Sie selbstsicherer machen. Beim Umgang mit Zwangsgedanken gibt es drei Punkte, die Sie deshalb beachten sollten:

1.Machen Sie sich bewusst, dass von Ihren Gedanken keine realistische Gefahr ausgeht. Das heißt, überschätzen Sie die Bedrohung nicht und sehen Sie diese Gedanken als Tagträume an. Sie können durch Konzentrationstraining Gedanken zwar nicht aufhalten oder kontrollieren, aber Sie können diese Gedanken verändern.

2.Wird möglichen Konsequenzen zu viel Raum gegeben, kann das zu einer erhöhten Ängstlichkeit führen. Auch wenn Sie die Gedanken an mögliche Unfälle oder Ereignisse belasten, sind das nur Ihre eigenen Empfindungen. Letztendlich ist doch gar nichts passiert und Sie brauchen nicht über eventuelle Geschehnisse, die hätten eintreten können, nachgrübeln. Sie verschwenden nur Ihre Energie und steigern sich in Ihre Gedanken hinein. Natürlich hätten Sie von einem Auto überfahren werden können, aber es ist an Ihnen vorbeigefahren und Sie sind wohlauf über die Straße spaziert. Sie haben nichts davon, wenn Sie vergangene Situationen „zerdenken" und nach allen Eventualitäten absuchen. Konzentrieren Sie sich daher auf die Gegenwart und lassen Sie die Vergangenheit ruhen.

3.Glauben Sie wirklich daran, dass Ihre Fähigkeiten nicht ausreichen? Haben Sie berechtigte Zweifel an Ihrer eigenen Zurechnungsfähigkeit oder neigen Sie eher dazu, sich selbst maßlos zu unterschätzen? Fragen Sie sich bei den zukünftigen Zwangsgedanken, ob Sie wirklich dazu in der Lage wären, Ihre erdachten Handlungen auszuführen. Mit großer Wahrscheinlichkeit werden Sie jetzt sagen, „Ich würde so etwas nie tun", oder, „Meine Gedanken sind unsinnig", und damit haben Sie auch recht. Denn Ihre persönliche Einstellung zu Ihren Zwangsgedanken müssen Sie sich wieder aktiv ins Gedächtnis rufen. Sie denken, es ist übertrieben, die ganze Wohnung penibel zu putzen oder sich mehrfach hintereinander die Hände zu waschen? Dann müssen Sie sich klar dazu positionieren. Natürlich hilft nicht nur allein die Erkenntnis dagegen, Zwänge zu reduzieren, aber sie schafft Bewusstsein und dieses Bewusstsein brauchen Sie, um weitere Erfolge anzustreben.

MIT SPRACHE BEWUSSTSEIN FORMEN UND ZWANGSGEDANKEN LOSWERDEN

Welche Rolle die Sprache in Bezug auf Gedanken hat, haben wir zuvor schon einmal behandelt. In diesem Kapitel geht es jetzt darum, wie Sie Ihre Kommunikation gezielt dazu einsetzen können, Zwangsgedanken zu reformulieren. Techniken aus dem NLP sowie der allgemeinen Kommunikationspsychologie helfen Ihnen dabei, Ihre Wahrnehmung zu trainieren. Noch dazu bekommen Sie Anregungen, wie Sie die Techniken im Alltag anwenden können. Die Interaktion mit Ihrem inneren

Ich kann dazu beitragen, dass Sie Ihren Gedanken positiv gegenübertreten können, auch wenn diese von unangenehmem Inhalt sind. Dazu müssen Sie in den offenen Dialog mit sich selbst treten und Ihre Selbstkommunikation verbessern. Das schaffen Sie nur, wenn Sie bereit dazu sind, Ihre Angewohnheiten zu ändern und sich neuen Strategien zu öffnen.

Positive Sprache verwenden

Nicht nur die Sprache, die Sie bei anderen Menschen verwenden, ruft Reaktionen hervor. Wenn Sie mit sich selbst sprechen, kann Ihre Wortwahl entscheidend für die Reaktionen Ihres Körpers und Geistes sein. Wird positive Sprache verwendet, ruft dies meist auch positive Gefühle hervor. Bestehen Ihre inneren Dialoge allerdings nur aus negativen Phrasen, dann müssen Sie sich nicht wundern, wenn Sie sich selbst herunterziehen. Mit den richtigen sprachlichen Mitteln können Sie aufbauende Denkmuster erschaffen, die Sie zu allem ermutigen. Ihr Selbstbewusstsein wird es Ihnen danken, wenn Sie aufhören, sich ständig kleinzureden. Sie wären empört und verletzt, wenn Ihre Mitmenschen so mit Ihnen sprechen würden. Dann sollten Sie es auch unbedingt vermeiden, so mit sich selbst zu sprechen. In Bezug auf Ihre Zwangsgedanken können Ihre sprachlichen Fähigkeiten dazu beitragen, wie Sie mit Ihren Gedanken umgehen. Verwenden Sie nur negative Sprache, sobald sich ein Zwangsgedanke zeigt, werden Sie sich automatisch in diesen hineinsteigern. Und genau das möchten Sie vermeiden, also ist es besser, wenn Sie Ihren Zwangsgedanken positiv gegenüberstehen. So reduziert sich die Bedrohung Ihrer Gedanken und Ihre Gefühlswelt wird nicht zusätzlich überstrapaziert.

***Beispiel**: Sie stehen gerade an der Bushaltestelle und sehen, wie sich Ihnen aus der Ferne ein Bus nähert. In einem unachtsamen Moment fällt Ihnen Ihr Handy aus der Hand. Schnell heben Sie dieses wieder auf und der Bus fährt langsam auf die Bushaltestelle zu. Plötzlich müssen Sie daran denken, dass Sie wegen Ihrer Schusseligkeit vom Bus hätten erfasst werden könnten. Sie sind davon überzeugt, dass Sie nicht achtsam genug sind und Ihnen irgendwann ein Unfall geschehen wird. Schließlich sind Sie schon immer ein Unglücksrabe gewesen und das wird sich nie ändern. In Gedanken sagen Sie sich folgende Dinge: „Ich bin so ungeschickt und fast hätte ich dabei einen Unfall verursacht. Ich bin auch zu nichts zu gebrauchen."*

Da Sie sich hier in dieser Situation selbst kleinreden, obwohl es zu keinem nennenswerten Vorfall gekommen ist, hat die negative Sprache Auswirkungen auf Ihr Selbstbewusstsein. Außerdem beschäftigt Sie die Situation noch weit in den Tag hinein, sodass der „Grübelzwang" entsteht, dem Sie nur schwer widerstehen können. Positive Sprache hätte Ihnen die Situation ganz anders nähergebracht.

„Da ist mir doch tatsächlich mein Handy aus der Hand gefallen. Wie gut, dass der Bus noch so weit weg war und ich so schnell reagiert habe. So habe ich Glück gehabt und alles ist gut."

Diese Gedanken klingen doch gleich viel freundlicher und werten Ihre Fähigkeiten in keinster Weise ab. Die Situation erscheint weniger bedrohlich und Sie können zum normalen Tagesgeschehen übergehen, ohne sich den Kopf über mögliche Folgen zu zerbrechen. Positive Sprache entspannt und führt zu weniger Selbstkonflikten.

Folgen negativer Sprache

- Negative Sprache führt zu negativen Denkmustern
- Negatives Denken unterstützt negative Handlungen
- Das Selbstwertgefühl kann durch negative Formulierungen geschädigt werden
- Ihr Selbstvertrauen leidet, wenn Sie nur noch entmutigende Sprache nutzen
- Negative Sprache ist abwertend und entwürdigend
- Konflikte werden durch negative Sprache weiter angetrieben
- Negative Formulierungen führen oft zu Widerstand und rufen starke negative Impulse hervor

Folgen positiver Sprache

- Bei der Verwendung von positiven Formulierungen reagiert das Gehirn schneller und ist zudem produktiver
- Positive Sprache wirkt aufbauend und motivierend
- In schwierigen Phasen können positive Formulierungen Halt geben und Hoffnung schenken
- Positive Sprache schafft Vertrauen und kann Beziehungen intensivieren
- Sie vermeiden negative Denkmuster, indem Sie sich nur noch auf positive Aspekte konzentrieren
- Positive Sprache vermittelt ein gutes Gefühl und wirkt beruhigend
- Sie reduzieren nachweislich Stress und setzen sich nicht unter Druck
- Sie werden offener und trauen sich mehr zu, wenn Sie positive Sprache nutzen

So bekämpfen Sie Zwangsgedanken mit positiver Sprache

- Im Umgang mit sich selbst sollten Sie Zwangsgedanken nicht als negative Gedanken wahrnehmen. Hinter jedem Gedanken steht ein Bedürfnis, welches befriedigt werden möchte. Gehen Sie deshalb immer davon aus, dass Sie selbst positive Absichten verfolgen, egal, wie erschreckend Ihre Einfälle gerade sein mögen.
- Vermeiden Sie Wörter wie „nie", „immer", „ständig" und „aber", denn diese lösen meist negative Gefühle aus und wollen Ihnen vermitteln, dass etwas nicht stimmt. Kommt also der nächste Zwangsgedanke auf, streichen Sie diese Wörter unbedingt aus Ihrem Wortschatz. Begegnen Sie Ihren Gedanken stattdessen mit Neugierde und Faszination.
- Überlegen Sie sich motivierende Wörter, die Sie in Zukunft verwenden möchten. Schreiben Sie diese auf einen Zettel und hängen Sie diesen gut sichtbar auf. Notieren Sie sich auch Formulierungen, die Sie aus Ihrem Kopf streichen möchten. Ersetzen Sie negative Formulierungen durch positive.
- Schauen Sie sich positive Sprache bei Ihren Mitmenschen ab. Wenn es jemanden gibt, den Sie für seine Positivität bewundern, analysieren Sie seine Art, zu sprechen. Sie können sicherlich einige Formulierungen, die Ihnen zusagen, in Ihren Wortschatz übernehmen.

Das Worst-Case-Szenario

Negative Denkmuster entstehen schnell, wenn Sie von Zwangsgedanken geplagt werden. Sie glauben vielleicht, dass Sie kein guter Mensch sind, oder haben Angst davor, etwas Falsches zu tun. Vielleicht bekommen Sie auch Panik, wenn Sie an herausfordernde Situationen denken, und können Ihre negativen Gefühle kaum noch bändigen. Hier ist natürlich die Unsicherheit über den Verlauf der Zukunft ausschlaggebend und kann schon etwas beängstigend sein. Neigen Sie zu einer pessimistischen Denkweise, weil Sie es nicht anders gelernt haben, ist das Risiko, negative Denkmuster zu entwickeln, sehr hoch. Diese negativen Gedanken schaffen es dann, Ihre Stimmung zu trüben und gleichzeitig auch Ängste zu wecken. Sie bremsen sich mit Ihrer Negativität selbst aus und führen letztendlich Ihr eigenes Versagen künstlich herbei. Damit bestätigen Sie Ihre Befürchtungen und vermeiden weitere Konfrontationen oder Herausforderungen. Und genau dieses Verhalten schadet. Sie haben sich selbst demotiviert, weil Sie an Ihren negativen Überzeugungen festhalten. Dabei hätte auch alles anders laufen können, wenn Sie Ihre Einstellung verändert hätten. Auch Ihre Ängste versperren Ihnen den Weg und verhindern, dass Sie all Ihre Möglichkeiten ausschöpfen können.

Haben Ihre negativen Gedanken Sie schon so fest im Griff, dass Sie wegen Ihrer Ängste kaum noch das Haus verlassen, müssen Sie umgehend handeln. Bei starken Ängsten kann Ihnen vielleicht die Methode des Worst-Case-Szenarios helfen. Das Worst-Case-Szenario ist die englische Bezeichnung für Katastrophenszenario und beinhaltet die Vorstellung vom schlimmsten Extremfall, der eintreten könnte. Mit dieser Taktik reduzieren Sie Ihre Ängste, weil Sie sich innerlich auf den Ernstfall vorbereiten. Sie erschaffen ein Gefühl von Sicherheit, welches Ihre Nerven beruhigt. Wer gut vorbereitet ist, fühlt sich kommenden Krisen gewachsen. Probieren Sie, ob die Worst-Case-Methode für Sie geeignet ist. Nicht jede Strategie wirkt bei jedem Menschen gleich gut. So kann die Methode auch das Gegenteil bewirken und Ihre Ängste noch weiter anfeuern, je nachdem, wie ausgeprägt Ihre Ängste sind. Sobald Sie merken, dass die Worst-Case-Methode bei Ihnen keinen positiven Effekt erzielt, wenden Sie sich lieber anderen Strategien zu. Einen Versuch ist die Methode aber auf jeden Fall wert.

So wenden Sie die Worst-Case-Methode an:

- Schauen Sie sich fürs Erste die Situation an, die Ihnen Kopfzerbrechen bereitet. Benennen Sie Ihre konkreten Ängste, die Sie von Ihrem Handeln abhalten.
- Fragen Sie sich dann, welches das schlimmste Szenario ist, das eintreten könnte.
- Gehen Sie jedes noch so kleinste Detail durch und notieren Sie sich alle möglichen Katastrophen, die Ihnen einfallen. Werden Sie in der Gestaltung Ihrer Szenarien immer extremer. Gehen Sie so weit, bis Sie Ihre Vorstellungen nicht mehr ernst nehmen können und sich Ihr Blickwinkel von allein verändert.
- Betrachten Sie Ihre Notizen genauer und beurteilen Sie die Wahrscheinlichkeit der möglichen Szenarien. Welche glauben Sie, sind realistisch, und welche sind völlig übertrieben? Glauben Sie immer noch, dass diese Szenarien eintreten könnten, oder haben Sie Ihre Meinung geändert?
- Was wären die Folgen des Worst-Case-Szenarios? Wie wäre der weitere Verlauf Ihrer Situation? Mit welchen Reaktionen Ihrer Mitmenschen müssten Sie rechnen?
- Was könnten Sie tun, um ein Worst-Case-Szenario zu verhindern? Ist dies überhaupt möglich? Wenn ja, ab welchem Punkt können Sie in das Geschehen eingreifen?
- Fragen Sie sich ganz zum Schluss, wie Sie mit dem Worst-Case-Szenario umgehen würden. Welche Fähigkeiten besitzen Sie, um das Szenario zu „überleben"?

Spätestens nach den ersten drei Punkten wird sich Ihre Einstellung ändern. Sie werden feststellen, dass sich Ihre Vorstellung nicht mit der Realität deckt. Ganz besonders werden Sie zu dieser Erkenntnis gelangen, wenn Sie sich an eine Situation herantrauen. Sobald Sie sich mit dem Worst-Case-Szenario beschäftigen, wird Ihr Unterbewusstsein die Entwarnung annehmen. Ihre Ängste minimieren sich und Sie bekommen mehr Selbstvertrauen.

Reframing: Den Dingen einen anderen Hintergrund verleihen

Sie kennen schon den Begriff „Framing“, der sich auf den Rahmen einer Denkweise bezieht. Hierbei werden bestimmte Assoziationen durch Begrifflichkeiten geweckt. Vorurteile und Schubladendenken sorgen für eine voreingenommene Haltung, welche schwer zu verändern ist. Das Gegenteil hiervon ist das „Reframing“, eine Methode aus dem NLP. Diese Methode konzentriert sich darauf, Gegebenheiten eine neue Bedeutung zu geben. Ein Perspektivenwechsel findet statt und so werden vermeintlich negative Aspekte in positive Aspekte umgewandelt. Wenn Sie Reframing nutzen, verleihen Sie allen Dingen einen neuen Rahmen und versuchen, Ihre alten Muster und Konzepte zu hinterfragen. Das bringt Ihnen neue Erkenntnisse und kann dazu beitragen, dass Sie Ihren Horizont erweitern. Sie schauen über den Tellerrand hinaus und lernen andere Interpretationen kennen. Jedes Ereignis, jeder Glaubenssatz, jedes Verhalten usw. wird von Ihnen in einem bestimmten Rahmen wahrgenommen. Sie bilden diesen Rahmen mithilfe Ihrer Erfahrungen und Erinnerungen. Manchmal kann dieser Rahmen auch Defizite aufweisen und sollte deshalb erneuert werden. Geben Sie den Dingen einen neuen Rahmen, verändert sich Ihre Sichtweise und Sie erhalten neue Impulse. Ein Umdenken findet statt und neue Möglichkeiten treten in Erscheinung, die Sie mit Ihrer alten Sichtweise möglicherweise nicht gefunden hätten.

Reframing geht davon aus, dass jedes Verhalten einen Sinn hat und niemals als sinnlos angesehen werden sollte. Außerdem steckt hinter jedem Verhalten eine tiefere Bedeutung sowie eine gute Absicht, auch wenn diese Absicht nicht sofort zu entdecken ist.

Übung: Reframing

- Nehmen Sie ein Blatt Papier und einen Stift zur Hand.
- Notieren Sie mindestens fünf Ihrer Schwächen, die Sie als besonders störend empfinden.
- Schauen Sie sich jede Schwäche genau an und versuchen Sie, jetzt darin gute Aspekte zu finden.
- Sie sind aufbrausend und hochsensibel? Aus einem anderen Blickwinkel betrachtet, besitzen Sie viel Energie und ein hohes Maß an Empathie. Ist Ihnen Ihre chaotische Art manchmal lästig, deutet dies darauf hin, dass Sie ein Freigeist sind und sich nicht an gesellschaftliche Normen halten möchten.
- Wenn Sie die Übung ausweiten möchten, halten Sie auch Ausschau nach störenden Verhaltensweisen anderer Menschen. Gehen Sie dabei genauso vor, wie bei Ihren eigenen Schwächen. Suchen Sie nach positiven Seiten und wechseln Sie Ihre Perspektive. Schon bald werden Sie ein besseres Verständnis für andere Menschen, aber auch für sich selbst entwickeln. Außerdem richtet sich Ihr Fokus nicht mehr auf die negativen Dinge in Ihrem Leben, sondern Sie lernen, eine positive Haltung einzunehmen.

Positive Anker in die eigene Wahrnehmung und Sprache bringen

Zwangsgedanken trüben die eigene Wahrnehmung und können manchmal sehr real wirken. Dabei hat nicht nur Ihre eigene Sprache die Macht, Ihre Gedanken zu lenken, sondern auch Ihre persönliche Wahrnehmung. Interessanterweise nehmen Menschen immer nur das wahr, was für Ihre Interessen gerade relevant ist. Das heißt, wenn diese Menschen sich nur mit negativen Schlagzeilen beschäftigen oder immer nur das Schlechte in der Welt sehen, werden positive Reize kaum noch bemerkt. Es kommt zu den bekannten Scheuklappen und jeder Mensch sieht nur, was er sehen will. Öffnen Sie jetzt allerdings Ihren Blick und legen Wert auf positive Impulse, dann wird sich Ihre Wahrnehmung optimieren.

Es gibt viele Faktoren, die Ihre Wahrnehmung beeinflussen und diese auch stören können. Diesen Bereich haben wir zuvor schon ausführlich behandelt. Jetzt geht es darum, wie Sie in Ihre Sprache und in Ihre Wahrnehmung positive Anker einbauen können. Diese Anker stützen sich auf positive Erfahrungen und Gefühle. Sie sind gleichzeitig auch kleine Erinnerungen, die Ihnen helfen, auf dem richtigen Pfad zu bleiben. Im Grunde geht es darum, jederzeit positive Gefühle abrufen zu können, wenn Ihre Gedanken mal wieder in die entgegengesetzte Richtung abdriften. Die Ankertechnik ist ein Werkzeug aus dem NLP und beruft sich auf die Fähigkeit, positive Gedanken und Erfahrungen in schwierigen Zeiten hervorholen zu können. Positive Gefühle werden demnach abgespeichert und können beispielsweise auch durch das gezielte Auslösen eines Reizes freigesetzt werden. So kann das Riechen eines Duftes zu positiven Gefühlen führen, wenn dieser Duft zuvor durch ein Ereignis verankert wurde. Diese Methode eignet sich sehr gut bei Zwangsgedanken, da der positive Anker die negativen Gedanken ausbremst.

So setzen Sie positive Anker:

- Bevor Sie beginnen, nutzen Sie unbedingt eine Entspannungstechnik, damit Sie keinesfalls angespannt sind. Ihre Anspannung könnte nur dazu führen, dass Sie die falschen Gefühle verankern.
- Rufen Sie sich nun eine Situation in den Sinn, bei der Sie besonders starke positive Gefühle erlebt haben. Gehen Sie dabei möglichst ins Detail und formen Sie die Erinnerung aus.
- Sobald diese zu Ihrer Zufriedenheit ausgeformt ist, nutzen Sie eine kleine Handlung, um Ihre positiven Gefühle abzuspeichern. Am besten nehmen Sie dafür eine unauffällige Geste oder – wie oben schon erwähnt– einen angenehmen Duft. Nutzen Sie für ein bestimmtes Gefühl immer den gleichen Anker und verändern Sie diesen nicht. Sonst kann die Methode nicht wirken.
- Wenn Sie einen Anker gesetzt haben, kommt es jetzt darauf an, dass Sie die Technik in regelmäßigen Abständen anwenden, um den Anker zu festigen.

- Treten negative Zwangsgedanken auf, können Sie mit Ihrem Anker positive Gefühle aktivieren.

Klassische Desensibilisierung

Zwangsgedanken ziehen meist Ängste nach sich, die zu typischem Vermeidungsverhalten führen können. Dabei kann es passieren, dass nicht mehr Ihre Zwangsgedanken im Vordergrund stehen, sondern Ihre Ängste sich so sehr verselbstständigen, dass Sie im Alltag mit starken Einschränkungen kämpfen müssen. Vielleicht kann Ihnen ja die Methode der Desensibilisierung weiterhelfen. Sie kennen den Begriff bestimmt im Zusammenhang mit Allergien. Bei dieser Therapieform wird der Körper schrittweise an die Allergene gewöhnt, sodass dieser irgendwann keine Symptome mehr zeigt. Der Körper muss nicht mehr gegen Angreifer kämpfen, weil er diese bereits kennt. Das gleiche Prinzip lässt sich auch bei Zwangsgedanken und den daraus folgenden Ängsten anwenden.

Eine Desensibilisierung bewirkt, dass sich Betroffene an ihre Ängste gewöhnen. Dieser Gewöhnungseffekt wird als „Habituation" bezeichnet. Dieser Begriff stammt aus der Verhaltenspsychologie. Sinn und Zweck der Desensibilisierung ist, dass Betroffene sich ihren Ängsten und Zwängen stellen. Sie lernen dabei, ihre Ängste einzustufen, und kommen meist zu der Erkenntnis, dass diese Ängste unbegründet sind. Die Frage ist natürlich, wie Sie selbst eine Desensibilisierung durchführen können. Bestenfalls findet diese Methode in Kombination mit einer kognitiven Verhaltenstherapie statt, weil Sie dann einen Therapeuten an der Hand haben, der Sie bei Ihrer Umsetzung unterstützt. Aber auch Sie allein können die Methode der Desensibilisierung anwenden, wenn Sie auf Ihre körperlichen Reaktionen achten. Eine Desensibilisierung kann nämlich auch Ängste verstärken, wenn Sie noch nicht dazu bereit sind, gegen diese anzukämpfen. Fragen Sie sich zunächst, ob Sie sich dazu in der Lage fühlen, diese Methode allein anzugehen, oder ob das Hinzuziehen professioneller Hilfe vielleicht erfolgversprechender ist. Die besten Strategien helfen nicht, wenn Ihnen das Bewusstsein für Ihre körperlichen Reaktionen fehlt. Denn die Reizkonfrontation birgt das Risiko, dass Ihr Körper der psychischen Belastung nicht gewachsen ist und deshalb überreagiert.

So gehen Sie bei der Desensibilisierung vor:

- Bevor Sie mit der Reizkonfrontation beginnen, benötigen Sie eine Entspannungstechnik, die Sie über einen möglichst längeren Zeitraum perfektioniert haben. Dabei kann es sich beispielsweise um Meditationen oder Atemübungen handeln. Ohne diese Entspannungsmethoden laufen Sie Gefahr, Ihre Ängste und Zwänge zu verstärken, sobald Sie mit diesen in Kontakt geraten. Deshalb führen Sie die Desensibilisierung erst durch, wenn Sie gelernt haben, sich erfolgreich aus einem erregten Zustand zu befreien.
- Nun müssen Sie eine Skala festlegen, welche Ängste und Zwänge Sie als weniger und welche Sie als stark belastend empfinden. Beginnen Sie dann mit dem Reiz, der für Sie am wenigsten bedrohlich erscheint. So kann bei einer sozialen Phobie ein Telefonat ein niedrigeres Niveau darstellen als ein Gespräch von Angesicht zu Angesicht. Der Aufenthalt in einer größeren Menschengruppe steht dann sicherlich an höchster Stelle und kann erst ganz zum Schluss in Betracht gezogen werden.
- Befassen Sie sich die erste Zeit lang nur mit dem niedrigsten Reiz. Wenden Sie, sobald Sie negative Reaktionen Ihres Körpers, wie Zittern oder Angstschweiß, wahrnehmen, Ihre persönlichen Entspannungsmethoden an. Gehen Sie erst dann einen Schritt weiter, wenn in Ihnen der erste Reiz keine negativen Emotionen mehr auslöst.
- Gehen Sie bei der Desensibilisierung nicht zu schnell vor und treten Sie auch einen Schritt zurück, wenn Sie sich überfordert fühlen. Ihre Psyche muss erst lernen, dass für Sie keine aktive Bedrohung besteht. Dieser Vorgang kann sich teilweise sogar über Jahre hinwegziehen und Sie sollten für sich keinen unnötigen Druck aufbauen.

Assoziationsspaltung

Assoziationen sind unbewusste Verknüpfungen zwischen verschiedenen Inhalten. Beispielsweise werden bestimmte Begrifflichkeiten unbewusst mit Emotionen verbunden oder sie rufen einen Impuls hervor. Bei Zwangsgedanken werden die auftretenden Gedanken mit meist negativen Handlungsimpulsen oder Emotionen in Verbindung gebracht. Diese Assoziationen erzeugen dann großes Unbehagen. Damit diese Assoziationen unterbrochen werden können, gibt es die Möglichkeit, diese festgefahrenen Vorstellungen zu verändern. Die sogenannte Assoziationsspaltung ist eine Methode, bei der alte Verknüpfungen im Gehirn durch harmlose Varianten ersetzt werden. Dabei werden negative Erwartungen losgelöst und bekommen durch neutrale Assoziationen einen völlig neuen Wert. Der Automatismus im Gehirn wird somit unterbrochen und führt dazu, dass Ängste reduziert werden oder gar nicht mehr auftreten.

Beispiel: *Bei einem Putzzwang verbinden Sie mit dem Begriff „Staub" großes drohendes Unheil. Ihre Gedanken kreisen bei der Vorstellung staubiger Flächen um Krankheitserreger, die Ihrer Gesundheit immens schaden. Schlimmstenfalls können diese Krankheitserreger in Ihrer Vorstellung eine unheilbare Krankheit herbeiführen und diese Krankheit könnte sogar tödlich enden.*

Die Assoziationen mit dem Begriff „Staub" sind hier also „Bakterien, Krankheit und Tod". Wenn Sie jetzt die Assoziationsspaltung anwenden und diese Vorstellungen durch neutrale Begriffe ersetzen, bekommt der Staub eine harmlosere Bedeutung. Wie wäre es, wenn Sie den Begriff „Staub" mit „kleinen Fasern" in Verbindung bringen würden? Fasern oder Partikel sind keine lebendigen Organismen, die Sie angreifen oder belästigen können. Schon hat der Staub seine bedrohliche Wirkung verloren.

Es gibt auch die Möglichkeit, einem Begriff eine ganz neue Bedeutung zu geben und nicht nur seine Wirkung auf Ihr Empfinden zu verändern. So können Sie mit dem Begriff „Krebs", also der Krankheit, vielleicht eher das Tier, den Krebs, verbinden. Wenn Sie sich vorstellen, dass Sie dieses Tier bekämpfen, anstatt eines Tumors, wird sich Ihre Psyche langsam an die neue Assoziation gewöhnen. Folglich verringern sich Ihre Ängste, weil Sie mit dem Tier keine negativen Erfahrungen verknüpfen.

Sie können Ihre persönlichen Assoziationen jederzeit umprogrammieren und so feste Denkmuster durchbrechen. Die Methode der Assoziationsspaltung kann Ihnen besonders gut helfen, wenn sich durch Zwangsgedanken unerwünschte Emotionen zeigen. Es ist möglich, Ihre Gedanken in eine weniger bedrohliche Richtung zu lenken, wenn Sie die alten Verknüpfungen umstrukturieren.

So wenden Sie die Assoziationsspaltung an:

- Sie benötigen für diese Übung wieder einen Stift und Papier. Schreiben Sie nun einen Ihrer Zwangsgedanken detailliert auf.
- Im nächsten Schritt notieren Sie sich alle Emotionen, Gefühle, Erinnerungen und Erlebnisse, die Sie mit Ihrem Gedanken verbinden.
- Beginnen Sie jetzt damit, neutrale Verknüpfungen für Ihre Assoziationen zu finden, und schreiben Sie diese nieder.

***Beispiel**: Angst vor dem Autofahren. Sie könnten einen Unfall verursachen.*

***Alte Assoziationen:** Überforderung, Unsicherheit, Verletzung oder Tod, schlechte Fahrerqualitäten, Panik*

***Neue Assoziationen:** Freiheit, Mobilität, Fahrspaß, Unabhängigkeit*

- Wiederholen Sie die Übung regelmäßig und versuchen Sie, für alle negativen Assoziationen positive bzw. neutrale Impulse zu finden. Diese werden sich durch Wiederholung irgendwann in Ihrem Gehirn verankern.

ZUM SCHÖPFER DES EIGENEN LEBENS WERDEN

Es ist Ihr Leben und Sie entscheiden, wie Ihre Geschichte weiter verlaufen soll. Sich immer nur als Opfer zu sehen, wird Sie keinen Schritt weiterbringen. Natürlich leiden Sie unter Ihren Zwangsgedanken und diese können einem das Leben zur Hölle machen. Aber Sie können Ihre Lebensqualität deutlich erhöhen, wenn Sie selbst aktiv werden und nicht darauf warten, dass Ihnen eine Therapie weiterhilft. Professionelle Hilfe ist in schwierigen Zeiten wichtig und dennoch kommt es hauptsächlich auf Ihre Bereitschaft an, dass Sie Ihren Zwangsgedanken nicht völlig ausgeliefert sind. Sie benötigen ein positives Selbstmanagement, welches Sie, neben professioneller Unterstützung, weiter aufbaut. Dazu gibt es eine Vielzahl an Selbsthilfestrategien, die Sie nutzen können. Lassen Sie sich nicht dazu verleiten, auf den Moment zu warten, der Ihnen Erfolg verspricht. Erschaffen Sie diesen Moment selbst, indem Sie Ihre Psyche liebevoll an die Hand nehmen und Ihr den Weg weisen.

Übernehmen Sie Verantwortung für Ihr Leben und öffnen Sie Ihren Blick für eine positive Veränderung. Nur allein von Ihnen hängt es ab, wie Sie mit Ihrem Schicksal umgehen. Ergeben Sie sich Ihrem Leid, werden Sie immer auf der Stelle treten. Tragen Sie jedoch die Überzeugung in sich, dass Sie Ihre Zwangsgedanken besiegen können, wird sich Ihr Leben schlagartig verbessern. Besiegen bedeutet hier allerdings nicht, dass die Zwangsgedanken einfach verschwinden. Es bedeutet, dass Sie lernen, diesen mit einer positiven Einstellung zu begegnen. Dann können Ihnen die zuvor bedrückenden Gedanken fast nichts mehr anhaben. Es wird sicherlich auch Rückschläge geben, bei denen Sie ins Straucheln geraten. Auch hier ist es von großer Bedeutung, ob Sie aufgeben oder ob Sie einen zusätzlichen Motivationsschub bekommen. Es ist alles immer eine Sache der Auslegung. Damit Sie der Erschaffer Ihres eigenen Lebens werden, müssen Sie besonders darauf achten, Ihrer Persönlichkeit mit Akzeptanz und Wohlwollen zu begegnen. Eine komplett negative Einstellung zum Leben ist hier nicht zielführend und bremst Sie in Ihren Möglichkeiten aus.

Ein glückliches Leben zu führen, bedeutet keineswegs, ohne Probleme und Sorgen zu sein. Die Fähigkeit, mit dem eigenen Kummer umzugehen und sich nicht unterkriegen zu lassen, lässt Zufriedenheit erst entstehen.

Mein perfekter Tag – Visualisierung und Durchführung

Der Alltag verlangt Ihnen alles ab und Sie sehnen sich nach Erholung? Mit Zwangsgedanken können die Tage zu einer regelrechten Tortur werden, weil Sie zu Einschränkungen führen, die nicht planbar sind. Das Bedürfnis nach geordneten Abläufen und Harmonie wächst natürlich, je mehr sich Ihre Zwangsgedanken bemerkbar machen. Sie möchten einfach mal einen perfekten Tag erleben und sich nicht mit Ihren negativen Gedanken herumschlagen. Und soll ich Ihnen etwas sagen? Das können Sie auch. Allerdings müssen Sie dafür auch bereit sein, Ihre Komfortzone zu verlassen und sich auf die Möglichkeiten Ihres Lebens einzulassen – auch wenn das für Sie bedeutet, Zwangsgedanken bewusst zuzulassen und auszuhalten. Ich habe für Sie deshalb eine wunderbare Übung, die Ihre Kreativität beflügelt und Ihnen allein schon beim Nachdenken Glücksgefühle schenken wird.
Vielleicht können Sie danach die Erkenntnisse aus dieser Übung auf Ihr Leben übertragen. Mithilfe von Visualisierungen, also bildhaften Vorstellungen, lässt sich Ihre einstige Routine bei regelmäßiger Anwendung der Übung verändern.

Übung: „Mein perfekter Tag“

Nehmen Sie einen Stift und ein Blatt Papier zur Hand. Damit Sie Ihren perfekten Tag zusammenstellen können, suchen Sie am besten einen ruhigen Ort auf, an dem Sie nicht gestört werden. Lassen Sie nun Ihre Gedanken fließen und stellen Sie sich vor, dass Sie einen Tag nach

Ihren Wünschen und Vorstellungen gestalten könnten. Damit ist aber nicht nur ein Urlaubstag gemeint, an dem Sie Erholung finden, sondern wirklich ein Tag, der für Sie besonders schön sein wird. An diesem Tag gibt es keine negativen Emotionen oder Einflüsse, sondern es herrscht eine Balance zwischen allen Aktivitäten und Interaktionen. Die Menschen, die Sie an diesem Tag begleiten, schenken Ihnen positive Gefühle und Sie freuen sich, mit diesen Menschen Zeit zu verbringen. Beschreiben Sie Ihren perfekten Tag möglichst detailliert und stellen Sie sich folgende Fragen:

- Wie sieht Ihre perfekte Wohnsituation aus?
- An welchem Ort befinden Sie sich an Ihrem perfekten Tag?
- Wie fühlen Sie sich, wenn Sie morgens aufwachen?
- Mit welchen Aktivitäten beginnen Sie Ihren Tag?
- Wie sieht Ihr Frühstück aus und wer leistet Ihnen dabei vielleicht Gesellschaft?
- Welche Kleidung tragen Sie und für welchen Anlass?
- Wie sieht Ihre perfekte Morgenroutine aus?
- Welche Aktivitäten haben Sie für den Tag geplant, die Ihnen besonders guttun?
- Wie viel Zeit verbringen Sie mit Ihren Herzensprojekten?
- Mit welchen Menschen verbringen Sie Ihre kostbare Zeit?
- Wie sehen Ihre Lieblingsmahlzeiten aus?
- Was ist der Höhepunkt Ihres Tages?
- Welche Musik könnte Sie den Tag über begleiten?
- Welche Gefühle verspüren Sie den gesamten Tag über?
- Wie sieht Ihre Abendroutine aus?
- Wo schlafen Sie?
- Mit welchen Gedanken gehen Sie ins Bett?
- Wann gehen Sie ins Bett?

Wenn Sie vor Ihrem Papier sitzen und erst einmal überfordert sind, ist das ganz normal. Auch ich habe lange gebraucht, bis ich meinen „perfekten Tag“ zusammengetragen habe. Da wir Menschen es gar nicht mehr gewöhnt sind, so viel Freiraum in unseren Entscheidungen zu haben, kann die Übung anfangs eine große Herausforderung sein. Plötzlich können Sie sich Ihren Tag allein kreieren und all Ihre Wünsche verwirklichen. Dabei brauchen Sie sich auch nicht nach Regeln oder möglichst realistischen Zielen zu richten. Lassen Sie Ihren Gedanken freien Lauf und halten Sie keine Vorstellung zurück. Sie sehen sich an Ihrem perfekten Tag auf einer Insel mit eigener Surfschule oder wünschen sich einen Tag mit Ihrer Familie in Thailand? Dann schreiben Sie es auch genauso auf. Schämen Sie sich keinesfalls für Ihre Vorstellungen, denn diese kommen aus Ihrem tiefsten Herzen. Ihre Wünsche deuten auf unerfüllte Bedürfnisse hin. Und diese Wünsche sind keineswegs realitätsfern. Es gibt immer Möglichkeiten, Ihre Ziele zu erreichen. Die Frage ist nur, was Sie bereit sind, dafür zu tun. Wer weiß, vielleicht lernen Sie durch die Übung eine ganz neue Seite von sich kennen. Gedanken, die Sie sich vorher nicht wahrzunehmen getraut haben, können Ihnen eine unbändige Energie verschaffen.

Ziel dieser Übung ist nicht, das vorherige Leben komplett umzukrempeln, sondern eher, darauf aufmerksam zu machen, welche Bedürfnisse Sie in letzter Zeit vernachlässigt haben. Sie verbringen an Ihrem perfekten Tag viel Zeit allein, dann kann das darauf hindeuten, dass Sie sich nach mehr Ruhe und Erholung sehnen. Sind Sie aktiv unterwegs und verbringen den Tag mit Ihren Mitmenschen, wünschen Sie sich vielleicht mehr Abwechslung und soziale Kontakte. Analysieren Sie Ihren perfekten Tag auf versteckte Bedürfnisse und lernen Sie Ihre inneren Wünsche besser kennen.

Alles, was mir guttut: Mit Routinen und Ritualen Resilienz schaffen

Vertraute Abläufe und Regelmäßigkeit schaffen Ordnung in Ihrem Leben. Chaotische Zustände sorgen dafür, dass es auch in Ihrem Inneren chaotisch zugeht. Routinen sind deshalb für Sie besonders wichtig, damit Sie neben Ihren wirren Gedanken wenigstens in der Realität Halt und Struktur vorfinden. Ich meine damit aber keinesfalls Rituale, die Ihre Gedanken überspielen sollen. Das wäre kontraproduktiv, denn dann kämen diese Gedanken irgendwann mit voller Wucht zurück und wären noch belastender als zuvor. Ich meine damit Routinen im Alltag, die Ihnen ein gutes Gefühl geben und zusätzlich Ihre Resilienz verstärken. Sie fragen sich jetzt bestimmt, was es mit der Resilienz auf sich hat und warum diese gerade in Bezug auf Zwangserkrankungen eine tragende Rolle spielt. Sie fühlen sich durch Ihre Zwangsgedanken unsicher und glauben, dass Sie Ihren eigenen Fähigkeiten nicht mehr trauen können. Schließlich könnte sich ein Gedanke ja doch noch verselbstständigen und aus Versehen in die Tat umgesetzt werden. Ihr Selbstvertrauen, Ihr Optimismus und Ihre positive Sicht auf Ihre Zukunft haben durch Ihre Gedanken stark abgenommen. Das heißt, Ihre Resilienz schrumpft, je mehr Sie sich einreden, dass Ihre Situation ausweglos ist. Sie können Ihre negativen Denkmuster mit stärkenden Ritualen und Routinen durchbrechen, um Ihre Resilienz schrittweise wieder aufzubauen.

Der Begriff Resilienz bedeutet, aus einer Krise neue Kraft zu schöpfen. Das heißt, wenn Sie eine schwierige Lebenssituation gemeistert haben, gehen Sie aufgrund Ihrer Erfahrungen gestärkt daraus hervor. Sie wachsen also an der Krise und können zukünftige Herausforderungen selbstsicher bewältigen. Sie haben keine Angst mehr vor dem Scheitern, weil Sie wissen, dass Sie die Fähigkeiten besitzen, kommende Krisen zu meistern. Selbst, wenn es dann doch zu einem Rückschlag kommen sollte, verlieren Sie nicht den Mut und behalten

Ihr Ziel im Auge. Das klingt nicht nach Ihnen, denken Sie jetzt, doch auch Sie haben bestimmt in Ihrem Leben Resilienz vorweisen können. Sie ist Ihnen nur irgendwann abhandengekommen und muss reaktiviert werden. Das Gute daran ist: Resilienz ist erlernbar und kann jederzeit wieder zurückerlangt werden. Nutzen Sie Routinen und Rituale, um Ihre Resilienz zu fördern, dann sind Sie für kommende Rückschläge gewappnet. Ihre Zwangsgedanken werden Sie nicht los, wenn Sie sich unterkriegen lassen. Sie dürfen keinen Stillstand akzeptieren, sondern sollten alles daran setzen, Ihre Resilienz wieder aufzubauen. Dann können Sie Ihren Zwangsgedanken auch den Kampf ansagen und gleichzeitig mehr Gelassenheit erfahren. Schauen Sie sich dafür die sieben Säulen der Resilienz an und überlegen Sie, wo bei Ihnen noch Verbesserungsbedarf besteht.

Ein kurzer Überblick über die sieben Säulen der Resilienz und was genau dahintersteckt:

Akzeptanz

Vergangene Ereignisse und Erfahrungen sind nicht mehr zu ändern. Sie sind passiert und können nicht mehr rückgängig gemacht werden. Der einzige Weg, sich von traumatischen Erinnerungen zu lösen, ist die Akzeptanz der eigenen Situation.

Optimismus

Auch wenn Ihr Leben gerade aus den Fugen gerät, kann eine zuversichtliche Einstellung dazu beitragen, dass Sie wieder auf Kurs kommen. Optimismus bedeutet hier auch: Chancen erkennen und nutzen. Worst-Case-Szenarien werden zwar zugelassen, aber gleichzeitig werden auch alternative Möglichkeiten gesucht, die Erfolg versprechen könnten.

Selbstwirksamkeit

Der Glaube an sich selbst ist ein wichtiger Faktor, wenn Sie Ihre Resilienz stärken möchten. Dazu müssen Sie lernen, Ihren Fähigkeiten zu vertrauen. Nur dann gelingt es Ihnen, jede Krise durchzustehen und hinterher wieder gestärkt daraus hervorzugehen.

Eigenverantwortung

Anstatt Schuld bei anderen Menschen zu suchen, werden Sie aktiv und übernehmen die Verantwortung für Ihr Handeln. Dabei achten Sie auch auf Ihre persönlichen Bedürfnisse und kümmern sich entsprechend um Ihr eigenes Wohlbefinden. Sie vermeiden unnötigen Stress, indem Sie Wege finden, sich selbst zu entlasten. Noch dazu sind Sie sich Ihres Handelns bewusst und vertreten Ihren Standpunkt.

Netzwerkorientierung

Das Aufbauen eines sozialen Netzwerkes ist wichtig für Ihre Resilienz. Beziehungen zu anderen Menschen erhalten die Gesundheit und können in schwierigen Zeiten Halt geben. Das Wir-Gefühl wird durch Interaktionen, gemeinsame Aktionen und Erfahrungsaustausch gestärkt.

Lösungsorientierung

Anstatt sich auf die Existenz und Herkunft der Probleme zu konzentrieren, suchen Sie hier nach geeigneten Lösungsmethoden. Im Vordergrund steht dabei die Überzeugung, dass für jedes Problem eine Lösung vorhanden ist. Diese Veränderung der eigenen Perspektive ist hier Voraussetzung für die erfolgreiche Anwendung der Lösungsstrategien.

Zukunftsorientierung

Den Fokus auf ein bestimmtes Ziel zu richten bedeutet, eine Form von Stabilität zu schaffen. Diese Ziele können jedoch immer korrigiert werden und müssen nicht ein Leben lang bestehen. Flexibilität hilft dabei, neue Strukturen zu bilden und sich auf neue Gegebenheiten einzustellen. Sie brauchen noch dazu ein gewisses Maß an Spontanität, damit Sie auf Veränderungen reagieren können.

Mit Routinen und Ritualen das Wohlbefinden verbessern

Sie kennen nun die sieben Säulen der Resilienz und können diese für die Zukunft im Hinterkopf behalten. Jetzt geht es darum, herauszufinden, mit welchen regelmäßigen Aktivitäten Sie Ihre Resilienz verbessern können. Achten Sie darauf, Ihre Routinen nicht zu vernachlässigen, weil Sie gerade keine Zeit haben oder Ähnliches. Nehmen Sie sich bewusst die Zeit für Ihre persönlichen Wohlfühl-Momente, und wenn es nur ein paar Minuten sind. Diese Routinen sind für Ihre Resilienz notwendig, selbst wenn sie manchmal recht banal erscheinen.

- Finden Sie Ihre persönlichen Routinen und behalten Sie diese bei, egal, wie sehr Sie gerade in andere Dinge eingespannt sind. Das kann ein ausgiebiges Frühstück sein, ein Spaziergang, kurze Entspannungsübungen oder aber auch nur der Kaffee auf der Terrasse. Diese kleinen Rituale sind Ihre Anker und wirken sich positiv auf Ihr Gemüt aus. Zudem vermitteln sie neben Sicherheit auch ein Gefühl von Geborgenheit.
- Pflegen Sie Ihre sozialen Kontakte auch in schwierigen Lebensphasen. Gerade dann brauchen Sie Zuspruch und Unterstützung. Außerdem lernen Sie, besser mit Konflikten klarzukommen, und können sich wertvolle Ratschläge einholen. Ihre Mitmenschen haben eine differenziertere Sicht auf Ihre Probleme und können gegebenenfalls mit Ihnen zusammen geeignete Lösungen finden.
- Probleme sollten Sie annehmen, wie sie sind. Sie sind vorhanden und es bedarf jetzt einer Lösung. Nehmen Sie sich vor, die Ursachen Ihres Problems nicht in den Vordergrund zu stellen. Gehen Sie ab sofort dazu über, direkt nach Lösungen Ausschau zu halten. Gewöhnen Sie sich an, weniger Zeit in der Vergangenheit zu verbringen und sich auf die Gegenwart sowie die Zukunft zu konzentrieren, Sie belasten Ihre Psyche weniger und kommen so schneller ins Handeln.

- Räumen Sie Ihre Gedanken auf, indem Sie Ihre Sorgen und Ihren Kummer regelmäßig aufschreiben. Sie machen gleichzeitig Ihrem Ärger Luft und bringen Struktur in Ihre Gedanken. Das hilft Ihnen dabei, nach weiteren Vorgehensweisen Ausschau zu halten.
- Nehmen Sie sich ausgiebig Zeit für Ihr Wohlbefinden. Geben Sie Ihrem Körper das, was er braucht, und stellen Sie keinesfalls Ihre Bedürfnisse hinten an. Anderen Menschen zu helfen ist zwar sehr löblich, bringt aber rein gar nichts, wenn Sie am Ende maßlos erschöpft sind. Nur, wenn es Ihnen gut geht, können Sie sich auch um andere kümmern. Eine gute Portion Selbstliebe nutzt nicht nur Ihnen, sondern auch Ihren Mitmenschen. Denken Sie deshalb in erster Linie an sich selbst, bevor Sie zum Helfer werden.
- Üben Sie sich in Gelassenheit und lernen Sie, auch mal „Nein" zu sagen. Springen Sie nicht sofort auf, wenn Sie jemand um einen Gefallen bittet. Überlegen Sie genau, ob Ihnen gerade der Sinn danach steht, zu helfen, oder ob es vielleicht besser wäre, abzulehnen. Sie müssen die Anforderungen anderer Menschen nicht erfüllen, wenn Ihnen nicht danach ist. Und Sie werden auch nicht weniger gemocht, nur weil Sie Ihre eigenen Interessen vertreten.
- Planen Sie Ihren Tagesablauf, damit sich Ihre Routinen etablieren können. Beispielsweise können Sie nach dem Frühstück joggen gehen und starten dann in den Arbeitsalltag. Notieren Sie sich Ihre Vorhaben in einem Tageskalender und halten Sie sich daran. Übertreiben Sie es mit der Planung aber nicht, sonst bauen Sie zu viel Druck auf und verwerfen Ihre Rituale wieder.

Mein Frühwarnsystem: Wie ich mich besser einschätzen kann

Stellen Sie sich vor, Sie könnten jedes Mal starke Gefühlsausbrüche verhindern – mithilfe eines persönlichen Frühwarnsystems, womit Sie Ihre Emotionen und Gefühle besser einschätzen können. Das würde Ihnen eine Menge Ärger ersparen und zusätzlich für mehr Harmonie in Ihrem Leben sorgen. Noch dazu verschwenden Sie keine kostbare Energie, die Sie besser für wichtigere Dinge nutzen sollten. Wenn Sie Ihre Selbstwahrnehmung schulen, können Sie Anzeichen für einen drohenden Kontrollverlust frühzeitig erkennen und außerdem Ihre Fähigkeiten kritisch hinterfragen. Selbstkritik in einem gesunden Maß öffnet Ihren Blick für Optimierungen und kann Ihnen Hintergründe zu Ihrem Verhalten aufzeigen. Übertreiben sollten Sie es mit der Selbstkritik jedoch nicht, denn zu viel des Guten kann Ihre Selbstwahrnehmung verzerren.

Für Ihr persönliches Wachstum ist es daher wichtig, Defizite zu erkennen und aus Ihren Fehlern zu lernen. Das macht es natürlich notwendig, Ihr Verhalten zu entschlüsseln und auf Verbesserungspotenzial hin zu untersuchen. Eine gesunde Selbstwahrnehmung trägt dazu bei, dass Sie leichter Entscheidungen treffen, authentisch bleiben und sich nicht von den Zwängen der Außenwelt einfangen lassen. Das ist ein entscheidender Vorteil im Hinblick auf Ihre Zwangsgedanken. Verbessert sich Ihre Selbstwahrnehmung, werden Ihre Zwangsgedanken an Bedrohlichkeit verlieren. Sie können Ihre Handlungen besser einschätzen und bekommen keine Panik vor möglicherweise auftretenden, unkontrollierbaren Impulsen. Äußere Reize werden von Ihnen außerdem anders wahrgenommen, weil Sie Ihre Trigger kennen und folglich nicht an sich heranlassen.

So lernen Sie, sich selbst besser einzuschätzen

Beginnen Sie damit, sich selbst ein paar tiefgründige Fragen zu stellen. Seien Sie bei der Beantwortung der Fragen ehrlich und versuchen Sie nicht, sich selbst hinters Licht zu führen, indem Sie unangenehme Erkenntnisse verschweigen. Das bringt Ihnen höchstens eine Fehleinschätzung ein und das ist hier nicht zielführend. Schließlich möchten Sie ein möglichst genaues Bild von sich erstellen. Sie können sich die Fragen auch notieren und zu einem späteren Zeitpunkt erneut bearbeiten. Vielleicht haben sich ja Ihre Wahrnehmungen oder Ihre Fähigkeiten nach einem halben Jahr geändert? Das alles können Sie dann praktischerweise anhand Ihrer vergangenen Notizen nachprüfen.

- Wo liegen meine Stärken und Schwächen?
- Welche Ziele habe ich?
- Was ist mir in meinem Leben besonders wichtig?
- Wofür bin ich in meinem Leben besonders dankbar?
- Wo liegen meine Talente?
- Welche Tätigkeiten liegen mir gut und welche eher weniger?
- Welche Probleme habe ich zurzeit?
- Wie sieht meine Gefühlswelt momentan aus?
- Welche Fehler habe ich wann gemacht?
- Was kann ich in Zukunft besser machen?
- Was würde ich an meinem Leben gerne ändern?
- Welche Wünsche und Träume habe ich?
- Wie stelle ich mir meine Zukunft vor?
- Was hat mich in der Vergangenheit besonders geprägt?
- Welche Laster habe ich und was hält mich davon ab, diese anzugehen?
- Welche Menschen sind mir wichtig?
- Was hindert mich an meiner persönlichen Weiterentwicklung?
- Wovor habe ich Angst?
- Wie beeinflussen mich andere Menschen?

- Wie sähe mein Leben in zehn Jahren aus?
- Wie sehe ich mich selbst?
- Was möchte ich an mir verbessern?
- Was schätze ich an mir sehr?

Tipps für eine bessere Selbstwahrnehmung

Nachdem Sie die Fragen beantwortet haben, konnten Sie sicherlich viele neue Eindrücke über sich selbst sammeln. Manches hatten Sie bestimmt verdrängt oder es war in Vergessenheit geraten. Umso besser, dass Sie jetzt wieder über Ihre Fähigkeiten und Vorstellungen Bescheid wissen. Damit Sie Ihre Selbstwahrnehmung noch weiter intensivieren können, habe ich für Sie einige hilfreiche Tipps zusammengestellt.

- Nehmen Sie Ihre Empfindungen ernst. Auch, wenn Ihnen diese Empfindungen unwirklich oder unpassend erscheinen, sind sie dennoch vorhanden. Ihre Gefühle und Emotionen haben eine Existenzberechtigung und dürfen auf keinen Fall von Ihnen ignoriert werden. Schlimmstenfalls werden Sie von Ihren Empfindungen eingeholt und sind dann von der Intensität überfordert.
- Selbstbetrug kann extrem schädlich sein und Ihre Wahrnehmung verzerren. Seien Sie ehrlich zu sich selbst und versuchen Sie nicht, sich selbst zu belügen. Wenn Sie an Zwangsgedanken leiden, bringt es Ihnen nichts, wenn Sie versuchen, diese zu vertuschen oder sich gar einzureden, dass diese Gedanken gar nicht existieren.
- Üben Sie konstruktive Kritik an sich selbst, aber lassen Sie auch einmal fünf gerade sein. Seien Sie gnädig mit sich und verzeihen Sie sich auch einmal Fehler. Niemand ist perfekt und das brauchen Sie sich auch gar nicht als Ziel zu setzen.
- Überprüfen Sie Ihre Selbstwahrnehmung in regelmäßigen Abständen mit der Wahrnehmung Ihrer Mitmenschen. Fragen Sie nach, wie Sie von Ihrem Umfeld wahrgenommen werden, und vergleichen Sie das Feedback mit Ihrer Sichtweise. Können Sie Unterschiede feststellen oder sehen Sie Parallelen zu Ihren eigenen Beobachtungen?

- Integrieren Sie Selbstreflexion in Ihren Alltag. Nehmen Sie sich einmal am Tag Zeit für Ihre Selbstwahrnehmung und lassen Sie Ihr Verhalten Revue passieren. Sie können dafür ein Tagebuch nutzen oder sich auch Notizen in Ihr Smartphone einspeichern. Hauptsache, Sie denken über Ihre Interaktionen und Reaktionen nach.
- Werfen Sie einen Blick auf herausfordernde Situationen und analysieren Sie Ihre Vorgehensweisen. Schreiben Sie sich auf, was Sie an Ihrem Verhalten ändern würden und was Sie gut fanden.
- Nehmen Sie sich viel Zeit für eine gründliche Selbstreflexion. Wenn Sie sich gehetzt fühlen, werden Sie nicht klar denken können und übersehen vielleicht einige wichtige Details. Sie sollten möglichst entspannt sein und keine Störfaktoren um sich herum haben, wenn Sie an Ihrer Selbstwahrnehmung arbeiten.

Abschalten und Ausatmen: Abendliche Entspannung

Stress wirkt sich auf Ihr gesamtes Immunsystem und Ihre Psyche aus. Die negativen Folgen können verheerend sein. Vielleicht ist Ihnen schon einmal aufgefallen, dass Sie in stressigen Zeiten eher zu zwanghaften Gedanken oder Handlungen neigen. Das hängt damit zusammen, dass Sie insgesamt angespannter sind und Sie Ihren Gedanken dann noch mehr Bedeutung beimessen, als Sie es sonst in einem entspannten Zustand tun würden. Wer ausgeglichen ist, lässt sich nämlich nicht so leicht aus der Bahn werfen und kommt mit Herausforderungen besser klar. Sie sollten sich regelmäßig eine kleine Auszeit nehmen und auch dafür sorgen, dass Sie generell Abstand und Ruhe vom Alltag gewinnen. Nehmen Sie sich abends vor dem Schlafengehen ausgiebig Zeit für ein kleines Entspannungsritual. Das gibt Ihnen wieder Kraft und neue Motivation für den nächsten Tag. Außerdem stärken Sie mit Ihren Ritualen Ihre Psyche und können besser abschalten. Häufig können Betroffene von Zwangsgedanken abends kaum einschlafen, weil sie sich bis spät in die Nacht noch mit belastenden Gedanken aufhalten. Das Grübeln wird sich verringern, wenn Sie den

Abend mit angenehmen und wohltuenden Ritualen füllen, sodass Ihre Zwangsgedanken nicht mehr so präsent sind.

Atemübungen

Bewusstes Atmen hat eine unglaubliche Wirkung auf den Körper und kann die Körperfunktionen in kürzester Zeit wieder regulieren. Ist Ihr Gemütszustand erregt oder haben Sie Schwierigkeiten, zu Ihrer inneren Mitte zu finden, sind Atemübungen zur Entspannung perfekt geeignet. Integrieren Sie daher kleine Einheiten in Ihre abendliche Routine. Diese Einheiten müssen nicht besonders lang sein, um einen positiven Effekt zu erreichen. Fünf Minuten reichen meistens schon aus für eine entspannte Haltung. Übrigens helfen Ihnen die Atemübungen auch in akuten Stresssituationen dabei, einen kühlen Kopf zu bewahren. Sollten bei Ihnen Zwangsgedanken auftreten, können Sie mithilfe gezielter Atemübungen Ihre Impulse beruhigen. Für den Abend eignet sich die wechselseitige Nasenatmung am besten zum Abschalten. Sie senkt die Herzfrequenz und unterstützt die Herz-Kreislauf-Funktion.

- Setzen Sie sich auf eine bequeme Unterlage oder direkt auf Ihr Bett.
- Führen Sie die rechte Hand zur Nase und nutzen Sie nur Ihren Daumen und den Ringfinger. Mit dem Daumen verschließen Sie nun das rechte Nasenloch und atmen durch das linke Nasenloch ein. Halten Sie Ihren Atem für fünf Sekunden an. Öffnen Sie dann das rechte Nasenloch und verschließen Sie mit Ihrem Ringfinger das linke Nasenloch. Atmen Sie langsam wieder aus.
- Wichtig ist, dass Ihre Atmung dabei ruhig und gleichmäßig bleibt. Wechseln Sie die Seite, wenn Sie einen Atemzyklus vollendet haben. Führen Sie die Übung am Anfang nicht länger als fünf Minuten durch. Sie können sich dann nach und nach steigern.

Schlafrhythmus einhalten

Wenn Sie nicht gerade im Schichtbetrieb arbeiten, sollten Sie auf geregelte Schlafenszeiten achten. Das ist wichtig, damit sich Ihr Körper abends auf den Schlaf einstellen kann. Sie vermeiden so Übermüdung und unterstützen zusätzlich zur körperlichen auch Ihre psychische Gesundheit. Jemand, der unregelmäßige Schlafenszeiten hat und nicht auf ausreichend Schlaf achtet, hat häufiger Probleme im Umgang mit Stresssituationen. Legen Sie sich feste Schlafenszeiten fest und halten Sie diese unbedingt ein. So können Sie weitestgehend sicherstellen, dass Sie ausgeruht und erholt aufwachen. Die perfekte Schlafdauer richtet sich nach Ihren persönlichen Empfindungen. Optimal sind sieben Stunden Schlaf. Wichtig ist, dass Sie eine Schlafroutine entwickeln, die Ihren Körper und Ihre Psyche entlastet.

Ein ruhiges Hobby pflegen

Kurz vor dem Schlafengehen kann auch ein Hobby dabei helfen, sich nicht zu sehr in Ihre Gedanken hineinzusteigern. Das hat weniger mit Ablenkung zu tun, sondern ist vielmehr ein Weg, schnell in die Entspannung zu finden, die für einen erholsamen Schlaf wichtig ist. Lesen Sie deshalb ein Buch und tauchen Sie in Ihre Lieblingsgeschichte ein. Aber achten Sie darauf, dass es jetzt nicht ein hoch spannender Thriller oder Krimi ist. Immerhin möchten Sie danach einschlafen und nicht stundenlang über die Geschichte nachdenken. Hier empfiehlt sich leichte Kost, die Sie nicht zu sehr fordert. Vielleicht mögen Sie auch Ihre kreative Ader ausleben und widmen sich dem Malen und Zeichnen. Suchen Sie sich abends eine möglichst ruhige Beschäftigung aus, bei der Sie alles um sich herum vergessen können.

Sanfte Sporteinheiten

Kurz bevor Sie ins Bett gehen, können leichte Gymnastikübungen Ihren Schlaf positiv beeinflussen. Sie werden Ihre innere Unruhe los und lenken dabei Ihre Aufmerksamkeit auf die Entspannung Ihres Körpers. Auch mit Yoga haben Sie die Möglichkeit, Ihrem Körper etwas Gutes zu tun. Es gibt sogar spezielle Yogaübungen für abendliche Entspannung. Probieren Sie aus, welche Sporteinheiten für Sie am effektivsten sind und Sie nicht zu sehr aufwühlen. So ist Joggen am Abend nicht für jeden Menschen geeignet, da der Körper länger braucht, um herunterzufahren. Wenn Sie aber sagen, dass Ihnen eine Runde Fahrradfahren oder Kickboxen dabei hilft, abends zu entspannen, dann können Sie dies selbstverständlich tun. Jeder Mensch hat hier andere Empfindungen. Die Hauptsache ist, Sie finden eine Möglichkeit, wie Sie abends besser in den Schlaf gleiten.

Progressive Muskelentspannung

Wenn Sie im Bett liegen, können Sie auch mithilfe der progressiven Muskelentspannung schnell in den Schlaf finden. Dabei werden Ihre Muskeln einzeln angespannt und langsam wieder gelockert. Die Folge ist ein tiefenentspannter Zustand, der Sie mehr und mehr Ihrem Schlaf näherbringt. Sie können mit der progressiven Muskelentspannung einen Ausgleich finden, bei dem Stress abgebaut und Entspannung aufgebaut wird. Diese Methode eignet sich auch sehr gut, um vorübergehende Anspannungen, etwa durch Nervosität, zu lösen.

- Legen Sie sich dabei hin und schließen Sie die Augen.
- Beginnen Sie beim Anspannen von unten nach oben. Also spannen Sie zuerst die Fußmuskeln, danach die Wadenmuskeln usw. an. Spannen Sie jeden Muskel für fünf bis zehn Sekunden an, bis Sie ein leichtes Ziehen verspüren.
- Halten Sie alle anderen Muskeln möglichst entspannt und konzentrieren Sie sich nur auf den angespannten Muskel. Vergessen Sie dabei nicht, gleichmäßig und ruhig weiterzuatmen. Halten Sie dabei keinesfalls den Atem an.
- Lösen Sie den angespannten Muskel und spüren Sie, wie dieser langsam schwerer wird. Genießen Sie die langsame Entspannung des Muskels. Wiederholen Sie die Übung, wenn Sie noch nicht den gewünschten Grad an Entspannung feststellen konnten.

- Atmen Sie zum Schluss ganz tief ein und aus. Bleiben Sie noch einen Moment lang liegen und spüren Sie, wie Ihre Muskeln und Ihr Körper immer schwerer werden.

Traumreisen

Wenn Sie bereits im Bett liegen, können Sie auch auf Meditationen und Traumreisen zurückgreifen. Es gibt mittlerweile viele Hörbücher und Podcasts, die sich mit diesen Themen befassen. Oft werden diese auf Streaming-Portalen sogar kostenlos angeboten. Der Vorteil hierbei ist, dass Sie lernen, Entspannungstechniken anzuwenden, die Sie auch tagsüber gut gebrauchen können. Auch sind diese Techniken angeleitet und daher gut für Anfänger geeignet.

Digital Detox

Mindestens eine Stunde vor dem Zubettgehen sollten Sie Tablet und Co. den Rücken kehren. Wenn Sie ehrlich sind, hält Sie das Internet davon ab, rechtzeitig ins Bett zu gehen. Noch dazu sind die vielen Informationen, die auf Ihr Gehirn einwirken, Gift für einen erholsamen Schlaf. Nachrichten, Social Media und Apps sorgen nur dafür, dass Sie mit tausend Gedanken konfrontiert werden. Und diese Gedanken halten Sie dann logischerweise von Ihrem Schlaf ab. Schalten Sie deshalb Ihre Geräte aus und platzieren Sie diese unbedingt außer Reichweite Ihres Schlafplatzes. Schließlich möchten Sie morgens nicht auch noch mit einer Flut an Informationen belastet werden.

Tagebuch führen

Schreiben klärt die Gedankenwelt. Das wissen Sie ja bereits. Vielleicht möchten Sie abends ein Tagebuch führen und all Ihre Gedanken niederschreiben. Es hat etwas Befreiendes, wenn die Worte nicht mehr in Ihrem Kopf herumschwirren, sondern auf dem Papier stehen. Sie brauchen auch keine Romane zu schreiben. Es genügt, wenn Sie stichwortartig Ihre Gedanken festhalten. Vielleicht möchten Sie Ihre Gedanken auch aufzeichnen, so können Sie auch super Ihre Emotionen ausdrücken und sind gleichzeitig kreativ unterwegs.

Auf Kurs bleiben

STARK GEGEN ZWANGSGEDANKEN UND ÄNGSTE

Sie haben sich jetzt ausführlich mit der Bekämpfung Ihrer Zwangsgedanken und den daraus resultierenden Ängsten befasst. Nun heißt es für Sie, alle Strategien beizubehalten und ein positives Mindset aufzubauen. Auf dem Weg zu mehr Lebensqualität werden Sie viele Höhen und Tiefen erleben. Es wird auch nicht immer alles nach Ihren Vorstellungen ablaufen. So kann es Rückschläge geben, die Sie an Ihrem Vorhaben zweifeln oder Sie denken lassen, dass Sie nicht die Kraft dafür haben, gegen Ihre Zwangsgedanken anzukämpfen. Lassen Sie sich nicht entmutigen und verfolgen Sie Ihre Ziele. Selbst wenn Sie Ihre Zwänge vielleicht nie ganz ablegen können, haben Sie dennoch die Chance, Ihr Leben zu verbessern. Es zu versuchen, ist immer noch besser, als sich mit der eigenen Situation abzufinden und zu resignieren. Und wer weiß, ob Sie vielleicht nicht doch irgendwann ohne Zwangsgedanken durch die Welt gehen.

ICH BLEIBE DER ERSCHAFFER MEINER GEDANKEN

Sie haben Ihren Körper unter Kontrolle und entscheiden, welche Handlungen Sie als Nächstes ausführen möchten. Warum sollten Sie also nicht auch Ihre Gedanken steuern können? Der Mensch kann das Denken nicht einstellen, deshalb fließen die Gedanken immerzu. Die Frage ist nur, wohin diese Gedanken fließen.

Auch wenn es sich nicht so anfühlt – Sie haben die Macht, Ihre Gedanken in die richtigen Bahnen zu lenken. Sie können diese plötzlichen Gedanken zwar nicht direkt kontrollieren, was Sie aber können, ist, den Verlauf Ihrer Gedanken zu verändern und Ihre innere Haltung zu korrigieren. Dazu habe ich eine nette kleine Geschichte gefunden, die gut beschreibt, wie Gedanken auf einen Menschen wirken und welchen Einfluss man selbst auf die eigenen Gedanken haben kann.

Stellen Sie sich vor, dass Ihre Gedankenwelt von einem wild umherspringenden Affen verkörpert wird. Sie betrachten den Affen und bewerten ihn nicht. Er springt umher und Sie lassen sich nicht von ihm verrückt machen. Den Affen sehen Sie nicht als schlecht oder gut an, sondern nur als Tier. So betrachten Sie auch Ihre Gedanken. Das Verhalten des Affen empfinden Sie als störend, jedoch nicht den Affen selbst. Sie wissen, wenn Sie dem Affen keine Beachtung schenken, wird er weiter umherspringen und versuchen, Sie aus der Fassung zu bringen. Sie lassen ihn umherspringen, geben ihm eine Banane und ziehen weiter. Der Affe beruhigt sich und Sie gehen Ihren Weg. Mit Ihrer Reaktion haben Sie das Verhalten des Affen beeinflusst. Ihre Gedanken sind also nur wilde Affen, die sich nach Aufmerksamkeit sehnen.

So wie in der Geschichte sieht es auch mit Ihren Gedanken aus. Richten Sie Ihren Fokus auf etwas anderes, werden Ihre Gedanken irgendwann verschwinden, sofern Sie diesen keine große Bedeutung beimessen. Wenden Sie eine hilfreiche Bewältigungsstrategie an, kann sich der Gedanke in seiner Bedeutung verändern. Er kann Ihnen demnach keine Angst mehr einjagen, da Sie ihn erfolgreich in eine positive Richtung lenken konnten.

Machen Sie sich bewusst, dass Sie alle nötigen Fähigkeiten besitzen, um Ihre Gedanken umzulenken. Deshalb schaffen Sie es auch, Zwangsgedanken etwas entgegenzusetzen, wenn Sie nur daran glauben. Sie brauchen die tiefe Überzeugung, dass Ihr Wille stärker ist als alle Zwangsgedanken zusammen. Dafür müssen Sie an Ihrem Selbstbewusstsein arbeiten und dürfen sich keinesfalls einreden, dass Sie etwas nicht können.

Übung für mehr Selbstbewusstsein

Bringen Sie Ihren inneren Kritiker zum Schweigen, indem Sie einen Tag lang darauf verzichten, sich selbst kleinzureden. Das kann eine große Herausforderung werden, weil Sie es wahrscheinlich gewohnt sind, negativ über Ihre eigenen Handlungen zu denken, insbesondere, wenn diese Handlungen nicht optimal ausgeführt wurden und Sie dadurch eventuell noch einmal nachbessern müssen. Jedes Mal, wenn Sie doch Kritik üben möchten, müssen Sie dies auf einer Strichliste vermerken. Das Ziel ist, die Liste am Ende des Tages leer aufzufinden. Mit dieser Übung lernen Sie, Ihre Gedanken in eine positive Richtung zu lenken. Außerdem stärken Sie zusätzlich Ihr Selbstbewusstsein, weil Sie sich nicht unnötig kritisieren.

7 SCHNELLE SOFORTHILFE-TIPPS

Die schlechte Nachricht ist, dass sich Zwangsgedanken nicht einfach vertreiben lassen. Wenn Sie aber versuchen, Ihre Gedanken zu akzeptieren, können Sie sie eventuell abschwächen. Die Ängste, die durch die Zwangsgedanken verursacht werden, bleiben trotzdem in gewissem Maße bestehen. Zum einen sitzt in Ihrem Hinterkopf die Angst, Sie könnten doch noch die Kontrolle verlieren. Zum anderen wissen Sie nicht, ob Ihre Gedanken aggressiver werden. Nicht immer wird es

Ihnen gelingen, Ihre Gedanken in Schach zu halten, und folglich werden Sie hin und wieder mit Ihren Ängsten konfrontiert. Ein negativer Gedanke kann Sie überall treffen, in der Bahn, auf der Arbeit, oder im Supermarkt. Meist sind die Gedanken unterwegs schwieriger zu handhaben als in den eigenen vier Wänden. Dort fühlt man sich vorwiegend sicher und kann sich schneller beruhigen. Doch wenn Sie beispielsweise außerhalb dieser Komfortzone von Zwangsgedanken überrumpelt werden, dann benötigen Sie gute Strategien, um nicht die Fassung zu verlieren.

So schnell, wie Ihre Ängste auftreten, können Sie manchmal gar nicht reagieren. Wenn Sie also einen schlechten Tag haben und Ihre Gedanken verrücktspielen, ist es hilfreich, wenn Sie sich einen Notfall-Plan erstellen. Dieser Plan kann Ihnen in Akutsituationen helfen, die Kontrolle wiederzuerlangen. Sobald sich Ängste zeigen, spielt der Körper verrückt, und da ist es von Vorteil, wenn Sie vorbereitet sind. Als Beispiel habe ich hier 7 Methoden, die Sie in akuten Fällen anwenden können, um Ihre Ängste in den Griff zu bekommen. Natürlich können Sie sich auch andere Strategien überlegen und diese zu Ihrem Notfall-Plan hinzufügen. Achten Sie nur darauf, dass Sie keine Vermeidungsstrategien anwenden, sondern sich nur an Techniken bedienen, die der Steigerung Ihres Wohlbefindens dienen.

Zwangsgedanken registrieren und aufschreiben

Sie haben einen negativen Gedanken, der noch dazu aggressiver Natur ist? Dann atmen Sie erst einmal tief durch und nehmen Sie den Gedanken bewusst wahr. Führen Sie ein kleines Notizbuch mit sich oder notieren Sie Ihre Gedanken alternativ in Ihrem Smartphone, egal, wie schauderhaft oder verrückt diese auch sind. Das hilft Ihnen, den Kopf freizubekommen. Eine gute Methode, Ihren Gedanken die Bedrohlichkeit zu nehmen, ist, aus Ihren Zwangsgedanken kleine Geschichten zu kreieren. Das regt Ihr Gehirn zu kreativen Leistungen an und relokalisiert gleichzeitig Ihre Ängste.

Visualisierung

Visualisierungen können Ihnen bei Zwangsgedanken helfen, schnell wieder in einen entspannten Zustand zu finden. Diese Übung können Sie auch unterwegs anwenden, da sie unauffällig ist und jederzeit ausgeübt werden kann. Sie hilft Ihnen außerdem, Ängste zu reduzieren und aufzulösen. Schließen Sie dafür kurz die Augen und rufen Sie sich ein schönes Bild ins Gedächtnis, welches ein gutes Gefühl bei Ihnen erzeugt. Das kann ein Hundewelpe, eine strahlende Blume oder auch eine Urlaubsinsel sein. Tauchen Sie nun ganz in diesen Gedanken ein, indem Sie sich auf die vielen Details konzentrieren. Ihr Körper wird gleich viel entspannter sein und Sie beschäftigen sich nicht mehr mit dem Gedanken zuvor.

Notfallbox erstellen

Ablenkung hilft nicht gegen Zwangsgedanken, da diese Gedanken dann meist zu einem anderen Zeitpunkt wiederkehren. Gegen Angst oder negative Emotionen können Sie aber dennoch etwas tun. Stellen Sie sich eine Notfallbox zusammen, in der Sie Dinge aufbewahren, die Ihnen gute Gefühle vermitteln. Darin kann enthalten sein: ein Tagebuch für Ihre Gedanken, Erinnerungsstücke, Fotos, eine CD mit Entspannungsmusik oder was auch immer Sie aufmuntert. Über den Inhalt können Sie frei entscheiden. Hauptsache, die Utensilien helfen Ihnen, Stress abzubauen, und schenken Ihnen positive Empfindungen.

Atemübungen

Sind Sie sehr aufgebracht, sollten Sie zunächst den Fokus auf Ihre Atmung legen. Mithilfe von Atemübungen können Sie sich relativ schnell wieder beruhigen, wenn Sie wissen, wie es geht. Dazu brauchen Sie auch keine Hilfsmittel, sondern nur etwas Konzentration und Ihre Atmung. In Stresssituationen eignet sich die Bauchatmung besonders gut.

- Setzen Sie sich auf eine bequeme Unterlage oder, wenn Sie unterwegs sind, lehnen Sie sich an einer Wand an.
- Atmen Sie ganz tief durch die Nase ein, bis sich Ihr Bauch spürbar wölbt. Danach atmen Sie langsam durch die Nase wieder aus.
- Wiederholen Sie die Atemzüge so lange, bis Sie sich wieder besser fühlen.

Musik hören

Seit es Smartphones gibt, können Sie überall auf Musik zurückgreifen. Das macht es für Sie unterwegs einfacher, auf Zwangsgedanken oder Angstattacken zu reagieren. Erstellen Sie sich, für den Fall der Fälle, eine Playlist mit Ihrer Lieblingsmusik. Sobald Sie merken, dass es ernst wird und negative Gefühle auftreten, schalten Sie die Musik ein. Genießen Sie die Klänge und lassen Sie sich von der Musik treiben, bis Sie sich wieder besser fühlen.

Umgebungswechsel

Sind Sie wegen Ihrer Gedanken verunsichert, versuchen Sie, sich mit einem Tapetenwechsel wieder zu erden. Gehen Sie dafür raus in die Natur und schnappen Sie frische Luft. Fahren Sie gerade mit dem Auto, parken Sie in einem sicheren Bereich und legen Sie eine Pause ein. Befinden Sie sich in einem Raum mit anderen Menschen, verlassen Sie diesen und ziehen Sie sich an einen ruhigeren Ort zurück. Meist hilft es, Ängste zu vermindern, wenn Sie sich in einer anderen Umgebung befinden. Dort können Sie dann Techniken wie Atemübungen oder Meditationen anwenden. Treten Ihre Zwangsgedanken zu Hause auf, können Sie spazieren gehen, um Ihren Gedanken buchstäblich Luft zu machen.

Telefonieren

Reden Sie sich Ihren Kummer von der Seele und greifen Sie zum Hörer, sobald Sie Angstgefühle verspüren. Schnell wird sich der Knoten in Ihrer Brust auflösen, wenn Sie sich jemandem anvertrauen.

Sie kommen dann auch nicht in Versuchung, Zwangshandlungen auszuführen, weil sich Ihr Gehirn auf das Gespräch konzentrieren muss. Noch dazu fühlen Sie sich in Ihrer Situation nicht allein und können Ihren Gesprächspartner um Hilfe bitten.

DAS LEBEN IST NICHT IMMER PERFEKT: MIT RÜCKSCHLÄGEN LEBEN UND WEITERMACHEN

Erfolge und Niederlagen sind ein Teil Ihres Lebens. Würde immer alles glattlaufen und müssten Sie sich um nichts sorgen, hätten Sie auch nicht die Möglichkeit, sich weiterzuentwickeln. Stellen Sie sich einmal vor, wie es wäre, wenn Sie sich um nichts bemühen müssten. Alles fiele Ihnen in den Schoß und Sie hätten keine Herausforderungen. So ein Leben wäre auf Dauer wirklich langweilig und gleichzeitig frustrierend. Sie könnten Ihre Fähigkeiten nicht austesten, geschweige denn verbessern. Der Lerneffekt bliebe aus und somit würde auch kein persönliches Wachstum stattfinden. Rückschläge können Ihnen bei der Weiterentwicklung Ihrer Fähigkeiten helfen und Sie lernen, bestimmte Fehler in Zukunft zu vermeiden. Deshalb sollten Sie einen Rückschlag als Chance für einen Neuanfang ansehen. Die Frage ist hier nicht, wie Sie zukünftige Rückschläge verhindern können, sondern wie Sie lernen, damit zu leben.

Diese Momente, in denen es nicht so läuft, wie Sie es sich vorstellen, können sehr hart sein und Sie an Ihren Fähigkeiten zweifeln lassen. Vielleicht denken Sie auch, dass sich Ihre Lage niemals bessern wird. Sie steigern sich in Ihre Opferrolle hinein und hoffen darauf, dass Sie jemand aus Ihrem tiefen Loch herausholt. Gefangen in Ihren negativen Gefühlen, warten Sie auf Ihren Retter. Doch diesen Retter gibt es nicht. Der Retter sind Sie selbst. Es liegt an Ihnen, wieder auf die Beine zu kommen und sich zum Weitermachen zu ermutigen.

Krisen können Ihnen alles abverlangen und Ihnen mit unerträglicher Ehrlichkeit Ihre eigenen Schwächen vor Augen führen. Genau dann ist es besonders wichtig, wenn Sie Methoden kennen, die Sie psychisch wieder aufbauen. Diese Methoden helfen Ihnen dabei, Rückschläge aus einem anderen Blickwinkel zu betrachten und gleichzeitig Ihre Resilienz zu stärken.

Akzeptanz der Situation

Nach einem Rückschlag ist die Vergangenheit nicht mehr zu ändern. Das müssen Sie akzeptieren. Sie sind gescheitert und nun liegt es an Ihnen, welche Lehren Sie aus der Situation ziehen möchten. Sehen Sie sich nicht als Verlierer, sondern als Gewinner. Immerhin haben Sie neue Erkenntnisse und Erfahrungen gewonnen, die Sie für die Zukunft nutzen können. Nehmen Sie den Rückschlag zur Kenntnis, aber deuten Sie ihn nicht als Verlust Ihrer Fähigkeiten. Diese Fähigkeiten können Sie jederzeit ausbauen und einen weiteren Versuch wagen.

Die Opferrolle verlassen

Es gibt für Ihr Scheitern keinen Schuldigen. Auch Sie selbst sollten sich nicht als Opfer oder Verursacher sehen. Die Umstände haben einfach nicht zusammengepasst und jetzt müssen Sie herausfinden, wie Sie mit einer anderen Strategie an Ihr Ziel gelangen. Wenn Sie sich selbst in die Opferrolle drängen, werden Sie nur den Mut verlieren, einen weiteren Versuch anzustreben. Außerdem verstärken Sie mit dieser Denkweise Ihre Ängste und diese Ängste bremsen Ihr Handeln nur zusätzlich aus.

Verwöhnprogramm

Wie eine Wildkatze, die nach einem Kampf Ihre Wunden leckt, sollten Sie sich jetzt auch um Ihr Wohlergehen kümmern. Sie haben viel geleistet und haben trotz eines Rückschlags eine Belohnung verdient. Fahren Sie also ein großes Verwöhnprogramm auf, welches Sie mental und körperlich wieder aufbaut. Treiben Sie Sport, lesen Sie Ihre

Lieblingszeitschriften, kochen Sie Ihr Leibgericht oder gönnen Sie sich eine Massage. Zudem sollten Sie auch lernen, gedanklich ein Verwöhnprogramm zu beginnen. Suchen Sie sich aufbauende Affirmationen heraus, die Sie sich regelmäßig aufsagen. Das können Affirmationen wie „Ich liebe mich selbst" oder „Ich habe mein Bestes gegeben" sein. Gehen Sie liebevoll mit sich selbst um und achten Sie auf Ihre Bedürfnisse. Danach haben Sie sicherlich wieder genug Energie, um kommende Hürden zu überwinden.

Aus der Krise lernen

Es gibt immer etwas Positives, was Sie aus einer Krise mitnehmen können, selbst, wenn es Ihnen auf den ersten Blick nicht einleuchten mag. Zumindest wissen Sie, welche Fehler Sie begangen haben, und können diese dauerhaft vermeiden. Setzen Sie sich neue Ziele und stellen Sie sich Fragen wie:

Was möchte ich in Zukunft anders machen?
Was habe ich dazulernen können?
Wie kann ich das Erlernte nutzen?

Abstand gewinnen

Wenn Sie anfangs etwas Abstand von der Situation oder Ihrer Umgebung brauchen, ist dieses Bedürfnis sogar sehr förderlich für Ihren gesamten Entwicklungsprozess. Wechseln Sie die Umgebung und werden nicht mehr an Ihren Rückschlag erinnert, können Sie leichter darüber hinwegkommen. Sie haben, ähnlich wie bei einer Trennung, einen Verlust erlitten. Diesen Verlust können Sie am besten verkraften, indem Sie zeitweise Distanz aufbauen. Ihre Gedanken kommen zur Ruhe und Sie haben die Möglichkeit, Ihre Situation und Ihr Verhalten zu reflektieren. Das macht es für Sie leichter, mit dem Rückschlag umzugehen.

Positiv in die Zukunft blicken

Optimismus ist nach einem Rückschlag sicherlich nicht das, woran Sie zuerst denken. Das ist auch ganz normal, denn zunächst macht man sich Vorwürfe und fragt sich, weshalb die eigenen Pläne nicht funktioniert haben. Viele Menschen machen diesen Fehler und drehen sich deshalb nur im Kreis. Sie kommen mit ihrem Vorhaben nicht mehr voran, weil sie zu sehr damit beschäftigt sind, in der Vergangenheit nach Verbesserungsmöglichkeiten zu suchen – nur, dass sich die Vergangenheit nicht ändern lässt. Die Zukunft sollte viel eher in Angriff genommen werden. Eine optimistische Einstellung hat daher die Macht, Ihnen wieder neue Hoffnung zu schenken. Sie erkennen mit einer positiven Denkweise Ihre Niederlage an und verurteilen sich selbst nicht. Es ist eher der Fall, dass positive Gedanken Sie aufmuntern und dazu ermutigen, es noch einmal zu versuchen.

Auf einen Blick

Was sind Zwangsgedanken?

Zwangsgedanken sind Vorstellungen und Ideen, die sich Betroffenen plötzlich aufdrängen. Es handelt sich hierbei um Denkstörungen, die gegen den Willen der betroffenen Person auftreten und nicht kontrollierbar sind. Der Inhalt der Gedanken kann verstörend und aggressiv sein, was Betroffene zunehmend beunruhigt. Dabei drehen sich die Gedanken meist um ein spezielles Thema wie Ordnung, Schmutz, Gewalt, Aggressionen, Moral, Sexualität, Religion oder Ähnliches. Zwangsgedanken können auch von harmloser Natur sein, führen aber trotzdem zu „Grübelzwängen", weil sich der Betroffene die verrückten Vorstellungen nicht erklären kann.

Zwangsgedanken können deshalb sehr belastend sein und zu Zwangshandlungen führen. Diese äußern sich häufig durch Abwehrrituale und Vermeidungsstrategien. Aus diesem Grund kommt es bei den Betroffenen zu Einschränkungen in der Lebensqualität, weil diese versuchen, die Gedanken mit allen Mitteln zu unterdrücken. Hieraus kann sich dann zusätzlich noch eine Angststörung entwickeln.

Wie entstehen Zwangsgedanken?

Unerwünschte Gedanken erlebt jeder Mensch. Die meisten Menschen beachten diese Gedanken allerdings nicht und steigern sich nicht in deren Bedeutung hinein. Deshalb verschwinden diese Gedanken auch so schnell wieder, wie sie gekommen sind. Menschen, die eine Zwangsstörung entwickeln, versuchen, diese bedrohlichen Gedanken mithilfe von Handlungen zu neutralisieren. Sie messen den Gedanken eine zu starke Bedeutung bei und überschätzen die tatsächliche Gefahr, sodass sich daraus Ängste entwickeln. Je mehr sich die Betroffenen mit den unerwünschten Gedanken beschäftigen, desto intensiver und häufiger treten diese auf.

Zwangsgedanken können unterschiedlicher Herkunft sein. Es spielt eine Vielzahl an Faktoren eine Rolle für deren Entstehung. So können die Erziehung, genetische Defekte oder traumatische Erfahrungen Schlüsselfaktoren sein. Es kommt auch immer darauf an, wie die betroffene Person gelernt hat, mit äußeren Einflüssen umzugehen.

Wie hängen Zwangsgedanken und Zwangshandlungen zusammen?

Betroffene, die unter Zwangsgedanken leiden, haben irgendwann das Bedürfnis, diese Gedanken zu bekämpfen. Sie möchten Ihre Gedankenwelt wieder in Ordnung bringen und lassen sich Strategien einfallen, um sich von den Zwangsgedanken zu befreien. Diese Strategien sind allerdings nur selten hilfreich und erzeugen zusätzliche Probleme. Zwangshandlungen entstehen, weil sich die Betroffenen durch ihre Aktionen Besserung erhoffen. Die Handlungen dienen zur Ablenkung und tricksen die Gedanken für einen kurzen Moment aus. Allerdings treten die Gedanken durch äußere Reize schnell wieder in Erscheinung, sodass weitere Ablenkungsstrategien verfolgt werden müssen. Eine Zwangshandlung ist entstanden.

Was können Sie gegen Zwangsgedanken tun?

Zunächst empfiehlt es sich, professionelle Hilfe in Anspruch zu nehmen, da Selbsthilfestrategien bei zwanghaften Gedanken nicht immer Erfolg versprechen und auch falsch angewendet werden können. Die Möglichkeiten reichen hier von Psychotherapien und kognitiven Verhaltenstherapien bis hin zu entsprechender Medikation, wenn noch andere Erkrankungen, wie Depressionen, vorliegen. Selbsthilfe kann natürlich auch zur Verbesserung der Symptome führen, allerdings müssen die Betroffenen einige Punkte dazu beachten.

- Gedanken dürfen nicht unterdrückt, sondern sollten bewusst erlebt werden.
- Betroffene müssen lernen, ihre Gedanken zu akzeptieren, und an ihrer Einstellung arbeiten.
- Gedanken sind keine reale Bedrohung und können jederzeit beeinflusst werden.
- Vermeidungstaktiken oder Ablenkungsstrategien sind für die Auflösung von Zwangsgedanken nicht zielführend. Sie verstärken diese vielmehr und verlagern das Problem auf einen anderen Zeitpunkt.
- Es sollten keinesfalls Einschränkungen oder eine Verminderung des Wohlbefindens durch die Selbsthilfemethoden entstehen.
- Wenn die eigenen Strategien nicht helfen, sollte immer professionelle Hilfe hinzugezogen werden.

Nachwort

Für die erfolgreiche Auflösung Ihrer Zwangsgedanken benötigen Sie eine geschulte Wahrnehmung. Außerdem sollten Sie Ihre Ängste zur Kenntnis nehmen und versuchen, diese mit geeigneten Strategien zu bekämpfen. Gedanken sind immer da und haben Einfluss auf Ihr gesamtes Verhalten. Diese besagten Gedanken rufen Emotionen hervor und hinterlassen wiederum bestimmte Gefühle. Es kommt hierbei darauf an, ob positive oder negative Aspekte vorhanden sind. Denn diese Faktoren sind bei Ihren Gedanken entscheidend und steuern den weiteren Verlauf Ihrer Entscheidungen.

Auf Zwangsgedanken können unmittelbar Zwangshandlungen erfolgen, die dazu dienen, negative Emotionen zu überspielen. Meistens kristallisieren sich aus diesen Gedanken Ängste heraus, die vorher noch keine nennenswerte Rolle gespielt haben. Diese Ängste werden dann von den Betroffenen durch Vermeidungsstrategien oder bestimmte Zwangshandlungen verarbeitet. Eine bewusste Konfrontation mit den eigenen Ängsten findet nicht statt. Vielmehr werden die Ängste verdrängt und treten zu einem späteren Zeitpunkt wieder in Erscheinung. Das Auftreten der zwanghaften Gedanken wird als lästig oder teilweise auch als bedrohlich eingestuft. Dabei kann es zu Gedanken mit aggressivem Inhalt kommen, welche die eigene Vernunft infrage stellen. Die Ursachen für Zwangsgedanken können in der Kindheit liegen oder sich durch hochemotionale Erlebnisse im weiteren Leben herausbilden. Oft treten sie in Kombination mit Zwangshandlungen und Angststörungen auf. Letzteres sollte dabei zuerst in den Fokus der Behandlung gestellt werden, damit Betroffene auch selbstständig aktiv werden können. Es gibt mehrere Therapieansätze, die sich nach dem Schweregrad der Zwangsstörungen richten. Dazu zählen die kognitive Verhaltenstherapie sowie die klassische Psychotherapie. Es gibt für die Betroffenen aber noch mehr Möglichkeiten, Zwangsgedanken aufzulösen. Maßnahmen, die dazu beitragen, die Unsinnigkeit der Gedanken zu erkennen sowie negative Gedankenmuster zu identifizieren, und Achtsamkeitsübungen sollten ein fester Bestandteil der Selbsthilfe sein. So kann es gelingen, die Zwangsgedanken einzudämmen und Ängste zu reduzieren.

Gegen die Zwangsgedanken anzugehen, erfordert Stärke, Durchhaltevermögen und auch Selbstvertrauen. Verständnis für die eigene Erkrankung aufzubringen und gleichzeitig Strategien für eine Veränderung zu entwickeln, ist eine große Herausforderung für Betroffene. Ziel dieses Buches ist es daher, Betroffenen Mut zu machen, ihre Lebensqualität zu verbessern und den Zwängen die Stirn zu bieten.

Dieses Buch wird Ihnen ein hilfreicher Begleiter bei der Bekämpfung Ihrer Zwangsgedanken sein. Sie verfügen nun über ein umfangreiches Hintergrundwissen und können dementsprechend über Ihr weiteres Vorgehen nachdenken. Vielleicht habe ich Sie auch dazu bewegen können, eine Therapie in Anspruch zu nehmen, die Sie schon länger vor sich herschieben.

Ich hoffe, Sie konnten sich mithilfe dieses Buches einen umfassenden Überblick verschaffen und viele Tipps daraus für sich mitnehmen. Für Ihren weiteren Weg wünsche ich Ihnen natürlich alles Gute und viel Erfolg bei der Umsetzung Ihrer persönlichen Strategien. Bleiben Sie stark und geben Sie niemals auf, dann werden Sie Ihre Zwangsgedanken in den Griff bekommen, da bin ich mir sicher.